Ganzheitlich gesund

Stefan Ball

BACHBLÜTEN FÜR MÄNNER

Stefan Ball

Bachblüten für Männer

AURUM VERLAG · BRAUNSCHWEIG

Das englische Original erschien unter dem Titel „Bach Flower Remedies For Men“ im Verlag The C.W. Daniel Company Ltd., Saffron Walden, Essex.

Ins Deutsche übersetzt von Kamala Kiel
Titelfoto: Premium Stock Photography GmbH, Düsseldorf

Die Deutsche Bibliothek – CIP-Einheitsaufnahme

Ball, Stefan:
Bachblüten für Männer / Stefan Ball. [Ins Dt. übers. von Kamala Kiel]. – Braunschweig: Aurum-Verl., 1997
(Ganzheitlich gesund)
Einheitssacht.: Bach flower remedies for men <dt.>
ISBN 3-591-08416-6

1997
ISBN 3-591-08416-6

Gesamtherstellung: Westermann Druck Zwickau GmbH

INHALT

DANKSAGUNG

Auf dem Titel der meisten Bücher steht der Name eines einzelnen Autors oder einer Autorin, und sie oder er bekommt die ganze Anerkennung. Aber auch der einsamste Autor spricht mit einer Menge anderer Leute über seine Ideen und bekommt Anregungen und Informationen von ihnen. Ich danke allen, auch den Menschen, an deren Namen ich mich nicht mehr erinnere oder die ich niemals persönlich kennengelernt habe.

Ganz besonders danke ich meiner Frau Christine, die das ganze Manuskript von Anfang bis Ende gelesen und mich vor mehreren Fehlern und mindestens einer Peinlichkeit bewahrt hat. Eventuell übriggebliebene Fehler gehen selbstverständlich alle auf mein Konto.

EINLEITUNG

Stellen Sie sich vor: Ihre siebenjährige Tochter sieht eine Ballettaufführung im Fernsehen und möchte Ballettunterricht nehmen. Wie reagieren Sie?

Und nun stellen Sie sich vor, daß Ihr siebenjähriger Sohn dasselbe Fernsehprogramm gesehen hat und ebenfalls Tanzunterricht nehmen will. Was tun Sie?

Die Antworten, die früher eindeutig ausgefallen wären – „Ich unterstütze das Mädchen in seinem Wunsch und bringe den Jungen davon ab" – sind heute nicht mehr eindeutig, sondern allenfalls eindeutig problematisch. Warum sollen Jungen und Mädchen unterschiedlich behandelt werden? Was meinen wir, wenn wir sagen: „Sei ein Mann"? Was ist „ein Mann" überhaupt?

Es gibt in der Tat wenig Übereinstimmung darüber, was Männer sind und was sie von Frauen unterscheidet. Laut John Nicholson, dem Autor des Buches *Men and Women*, neigt man neuerdings dazu, beweisen zu wollen, daß beide Geschlechter in sehr ähnlicher Weise denken und handeln. Es scheint, daß der einzige wirkliche Unterschied, den man machen kann, in der Form und der Funktion der Genitalien liegt und darin, daß Männer keine Kinder austragen und stillen können. Dennoch werden kleine Jungen in jeder Gesellschaft und jeder Kultur anders behandelt als kleine Mädchen, wie um ein bestimmtes Klischee dessen zu verstärken, was ein Junge oder ein Mädchen sein sollte.

Im Fall von Jungen verlangt dieses Klischee, daß sie stark sind und keine Gefühle zeigen: Ein Junge weint doch nicht. Man setzt voraus, daß ihnen Kämpfe und Gewalt zusagen oder daß sie diese zumindest tolerieren. Jungen neigen dazu, auf Bäume zu klettern, zu stoßen und zu schubsen und Cowboy und Indianer zu spielen. Sie sind nicht allzu ordentlich und sauber. Sie sehen Gefahren mutig ins Auge. Daher ist es für sie normal, eine Lähmung auf dem Fußballfeld zu riskieren und vielleicht sogar einen möglichen Gehirnschaden im Boxring, normaler jedenfalls als eine Zerrung beim Ballettunterricht. Wenn Jungen zu Männern heranwachsen, erwartet man von ihnen, daß sie stark und unabhängig sind und daß Sex und Gewalt sie mehr interessieren als Liebe und Zärtlichkeit. Es ist in Ordnung, wenn sie hart und rücksichtslos sind und um die attraktivste Frau, das größte Auto und den bestbezahlten Spitzenjob kämpfen. Auch als Erwachsene zeigen sie wenig Gefühl, sondern gehen Probleme rational und analytisch an und entscheiden sich für Lösungen, die persönliche Gefühle und Rücksicht auf andere ungeachtet lassen.

Über die Folgen, die eine solche Denkweise für Frauen hat, ist viel geschrieben worden. Dazu gehört die mangelnde Chancengleichheit im Beruf ebenso wie weniger und schlechter verteidigte bürgerliche Rechte, Mangel an Selbstachtung und ein schlechteres Selbstbild. Weniger offensichtlich ist, daß auch die Männer Opfer dieses Prozesses sind.

Nicholsen berichtet von einem Experiment, bei welchem einer Gruppe von amerikanischen Jungen und Mädchen im Alter von 8 bis 14 Jahren ein Film mit einem Baby im Kinderwagen gezeigt wurde. Sowohl bei den Jungen als auch bei den Mädchen verlangsamte sich der Herzschlag, wenn das Baby lächelte, und beschleunigte sich, wenn es schrie. Während die Mädchen jedoch offenes Interesse an dem Film zeigten, gaben die Jungen Gleichgültigkeit vor.

Es ist nicht schwierig, sich den emotionalen, geistigen und physischen Preis für diese Verstellung während eines ganzen Lebens vorzustellen. Wenn diese Jungen zu Männern heranwachsen, werden sie weniger imstande sein, ihre Probleme und Sorgen mit anderen zu teilen; sie werden rauchen und trinken und viel öfter zu Drogen greifen als Frauen; sie werden mehr an Herz- und Streßkrankheiten leiden; sie werden höheren Blutdruck haben; sie werden natürlich ihre Ärzte weniger konsultieren, da Besorgnis um Gesundheit kein männlicher Zug ist; und es wundert nicht, daß sie durchschnittlich sechs Jahre früher sterben als ihre Ehefrauen.

DIE HEILENDE WIRKUNG DER BACHBLÜTEN

„Wie viele Menschen können Sie im Kreis Ihrer Freunde oder Angehörigen nennen, die wirklich frei sind? Und wie viele wüßten Sie aufzuzählen, die nicht durch einen anderen Menschen geknebelt, beeinflußt oder kontrolliert werden? Wie viele kennen Sie, die zu Recht von sich sagen können, daß sie Tag für Tag, Monat für Monat und Jahr für Jahr einzig den Weisungen ihrer Seele gehorchen?"

Edward Bach:
Die nachgelassenen Originalschriften, Seite 103

Diese Worte stammen aus einer Rede, die Dr. Edward Bach im Jahre 1931 vor Ärzten in Southport gehalten hat. Es ist heute wie damals: Die Freiheit, man selbst zu sein und anderen dasselbe zuzugestehen, kann man nur erlangen, indem man sich selbst versteht und akzeptiert. Es besteht die Notwendigkeit, sich selbst zu erkennen, eine sehr individuelle Balance innerhalb der eigenen Persönlichkeit zu finden und Widerstandskraft zu entwickeln gegen verzerrende Einflüsse von außen und den Druck, sich bestehenden Vorstellungen von Erfolg und Versagen anzupassen. In dieser Vision gibt es keinen Platz für die Bildung geschlechtsspezifischer Klischees. Anstatt zu lernen, ein „Mann" zu sein, brauchen Männer eine Chance, sich selbst zum Ausdruck zu bringen.

Dr. Edward Bach war Bakteriologe am University-College-Hospital, London, und Forscher von einigem Ansehen. Die Schulmedizin enttäuschte ihn jedoch allmählich immer mehr, bis er schließlich seine Praxis in der Harley Street aufgab und damit begann, eine neue und natürlichere Behandlungsmethode für seine Patienten zu erforschen. Seine große Einsicht, die sich zu der Zeit einstellte, als sich die Schulmedizin zunehmend in Richtung Technik und chirurgische Eingriffe orientierte, bestand darin, daß die physische Gesundheit eines Menschen von seiner emotionalen Gesundheit abhängig ist. Folglich suchte er nach einer Methode, um statt physischer Symptome emotionale Ungleichgewichte zu behandeln, in dem Gedanken, daß der Körper von selbst ins Gleichgewicht kommen würde, wenn Geist und Seele geheilt werden könnten.

Die uns heute bekannten 38 Bachblütenessenzen sind das Ergebnis seiner Forschung. Jede ist für einen bestimmten emotionalen, geistigen oder seelischen Zustand zuständig. Zusammen bilden sie ein umfassendes und vollständiges System, das einfach zu verstehen ist und von jedermann sicher angewendet werden kann. Sie werden mehr über die 38 Blütenessenzen erfahren, wenn Sie dieses Buch durchlesen. Hier gebe ich nur einen knappen Überblick über die Essenzen und ihre wichtigsten Indikationen.

Agrimony: Dies ist die Blütenessenz für Menschen, die ihre Sorgen und seelische Qual hinter einer glücklich lächelnden Maske verbergen. Sie neigen zu Geselligkeit, lieben Gäste und Parties und finden sich nur widerstrebend mit den unangenehmeren Seiten des Lebens ab. Die Agrimonyessenz hilft solchen Menschen oder jedem, der vorübergehend in solch einen geistigen Zustand verfällt, sich den Schwierigkeiten des Lebens zu stellen. Indem sie dann die Dinge in ihrer wahren Proportion sehen, können diese Menschen auf einer festeren Grundlage eine fröhlichere Lebensauffassung entwickeln.

Aspen: Aspen ist die Blütenessenz für ängstliche Gefühle ohne bekannte Ursache. Vorahnungen, Gefühle einer drohenden Katastrophe oder die unbestimmte Empfindung, daß etwas Erschreckendes geschieht, fallen alle unter dieses Stichwort. Besonders einbezogen sind auch unheimliche Ängste in Verbindung mit bestimmten Orten oder Ereignissen und abergläubische Furcht jeder Art. Der Aspen-Zustand unterscheidet sich vom Mimulus-Zustand, der mit konkreter Furcht zu tun hat, mit Ängsten vor ganz bestimmten Dingen, die sich benennen lassen.

Beech: Intoleranz ist die Haupteigenschaft des Beechtyps. Er neigt dazu, übertrieben kritisch in bezug auf das Leben anderer Menschen zu sein, und macht sich wenig Gedanken über die Umstände, die andere dazu veranlaßt haben mögen, ihr Leben auf diese Weise zu führen. Aber wir alle verfallen irgendwann einmal in einen Beech-Zustand. Wenn Sie feststellen, daß Sie sich fragen, warum andere Menschen darauf bestehen, weniger klug, geistreich, charmant oder tüchtig zu sein als Sie, könnte eine Dosis Beech nützlich für Sie sein.

Centaury: Der Centaury-Typ scheint stets zur Verfügung zu stehen, wenn andere es von ihm erwarten. Wenn er das Pech hat, unter die Herrschaft eines starken Charakters zu geraten, kann es passieren, daß er praktisch zum Sklaven wird. Das ist eine Schande, denn im Herzen ist er ein guter Freund und ein bereitwilliger Helfer, der nur ein wenig Unterstützung benötigt, um dann und wann nein zu sagen. Die Blütenessenz kann ihm und jedem Menschen, der vorübergehend in diesen Zustand verfällt, die nötige Unterstützung geben.

Cerato: Cerato ist die Blütenessenz für Menschen, die an ihrer Fähigkeit zweifeln, Dinge zu beurteilen und die richtigen Entscheidungen zu treffen. Ein Mensch im Cerato-Zustand fragt jedermann um Rat, bevor er sich für einen Weg entscheidet, auch wenn er im Inneren weiß, was er wirklich will. Von der Hilfsbereitschaft anderer Menschen hin- und hergerissen wird er in die letzte Richtung tendieren, in die er geweht wurde, schließlich schlechten Rat annehmen und sich sehr dumm vorkommen, wenn (wie er bereits geahnt hat) die Dinge sich ungünstig entwickeln und seine Pläne sich zerschlagen.

Cherry Plum: Cherry Plum wird angewendet, um die geistige Ausgeglichenheit wiederherzustellen, wann immer sie in Gefahr ist, in die Irrationalität abzustürzen. Die meisten Menschen kennen das Gefühl, dann und wann ihre geistige und emotionale Beherrschung zu verlieren. Der Cherry Plum-Zustand kann so einfach sein wie ein Gefühlsausbruch oder leichte Hysterie und so kompliziert und potentiell gefährlich wie der Gedanke, andere zu verletzen oder Selbstmord zu begehen.

Chestnut Bud: Dies ist die Blütenessenz für Menschen, welche unfähig zu sein scheinen, aus ihren vergangenen Fehlern zu lernen, und dazu verurteilt sind, sie ständig zu wiederholen. Ein Mensch, der feststellt, daß er für diesen Samstag den gleichen katastrophalen freien Abend plant, den er schon letzten Samstag ertragen hat, könnte Nutzen aus der Wirkung dieser Blütenessenz ziehen. Ebenso jeder, der feststellt, daß er eine Folge gescheiterter Beziehungen mit ähnlichen Menschen oder eine Reihe ähnlicher, wenig einträglicher Jobs hinter sich hat.

Chicory: In ihrem positiven Aspekt sind Chicory-Menschen voller Liebe und Fürsorge für ihre Nächsten. In ihrem negativen Aspekt wird ihre Liebe jedoch besitzergreifend und herrschsüchtig, und anstatt zu hegen und zu pflegen, versuchen sie ihre Lieben zu beherrschen und völlig in Beschlag zu nehmen. Die Eltern, die sich gekränkt fühlen, wenn ihre erwachsenen Kinder sie nicht jede Woche besuchen, sind ein klassisches Beispiel für diesen Typ, aber jeder, der sich anklammert und auf sein Recht auf Liebe und Beachtung pocht, befindet sich in diesem Zustand und könnte von Chicory profitieren.

Clematis: Clematis-Menschen träumen große Träume. Sie lassen sich gern in verschwommene Zukunftspläne treiben. Dabei setzen sie jede Chance, ihre Träume wahr werden zu lassen, aufs Spiel, denn sie konzentrieren sich nicht genug auf die Gegenwart, um günstige Gelegenheiten zu ergreifen. Die Blütenessenz hilft dem Clematis-Menschen, sich in der Gegenwart zu verankern. Wegen ihres mangelnden Interesses an der Gegenwart können Clematis-Menschen zu Schläfrigkeit neigen und unaufmerksam und zurückgezogen wirken.

Crab Apple: Wenn jemand sich unrein fühlt und sich seines Aussehens, seiner Krankheit oder seines Verhaltens schämt, ist Crab Apple angezeigt. Es ist eine reinigende Blütenessenz, die gleichermaßen gegen körperliche wie gegen geistige Unreinheit wirkt. Crab Apple-Typen können zu Zwangshandlungen neigen, etwa zu häufigem Händewaschen oder dazu, dieselbe Sache immer wieder zu überprüfen. Sie tendieren dazu, sich zu sehr auf belanglose Angelegenheiten zu konzentrieren. Die Blütenessenz kann sehr hilfreich sein, um ihren Blick auf die wirklich wichtigen Dinge im Leben zu lenken.

Elm: Elm-Typen sind fähige Menschen, die normalerweise selbstsicher und von ihrem Können überzeugt sind. Deswegen haben sie oft verantwortungsvolle Positionen inne. Gelegentlich jedoch kann ein plötzliches Gefühl der Unzulänglichkeit ihren Glauben an sich selbst erschüttern. Wenn dies geschieht, ist die Elm-Blütenessenz angezeigt, um ihnen zu helfen, die vorübergehende Schwäche zu überwinden und ihre gewohnte geistige Ausgeglichenheit wiederherzustellen.

Gentian: Diese Blütenessenz wird angewendet, um die relativ leichten Gefühle von Mutlosigkeit und Niedergeschlagenheit zu überwinden, die infolge eines bestimmten Rückschlages auftreten. Kinder, die deprimiert sind, weil sie eine schlechte Zensur bekommen haben, oder Angestellte, denen es nicht gelingt, eine Beförderung zu bekommen, könnten daraus Nutzen ziehen. Gentian wird auch oft eingesetzt, um Menschen zu helfen, die eine Kur machen und feststellen, daß sie durch einen offensichtlichen Mangel an Fortschritt ihren Glauben in die ganze Kur verlieren und eine negative Einstellung annehmen.

Gorse: Die Indikationen für Gorse sind ähnlich denen für Gentian. Im Fall von Gorse haben die negativen Gedanken jedoch tiefere Wurzeln geschlagen, bis der geplagte Mensch das Gefühl hat, daß ihm nichts mehr helfen kann. Er glaubt, daß es keinen Zweck hat, Dinge zu verbessern, und seine geistige Einstellung ist hoffnungslos und verzweifelt. Die Blütenessenz wird angewandt, um den Mut zu stärken, so daß der Mensch den Kampf wieder aufnehmen kann.

Heather: Sich übermäßig mit sich selbst zu beschäftigen, ist das Hauptmerkmal der Heather-Menschen. Sie sind es, die auf Parties ihre unglücklichen Opfer in die Ecke drängen und ihnen stundenlang von ihren Krankheiten erzählen, von den Dingen, die ihnen geschehen sind, und was sie gesagt haben und hätten sagen sollen. Dr. Bach bezeichnete die Heather-Typen als „Vorknöpfer“, weil sie sich die Menschen sinnbildlich (und manchmal buchstäblich) vorknöpfen, damit sie ihnen zuhören. Die große Angst der Heather-Menschen besteht darin, allein gelassen zu werden. Doch leicht hat ihr Verhalten genau die Einsamkeit zur Folge, die sie fürchten, weil andere Menschen beginnen, sie zu meiden. Die Blütenessenz wird angewandt, um die Gedanken dieser Menschen von sich selbst ab- und anderen zuzuwenden, so daß sie nicht nur erzählen, sondern auch zuhören können. Wenn sie imstande sind, Trost ebenso zu spenden wie zu empfangen, werden sie feststellen, daß andere Menschen eher bereit sind, ihnen zuzuhören.

Holly: Holly wird angewendet, um den äußerst negativen Emotionen Haß, Aggression, Neid und Mißtrauen entgegenzuwirken. Menschen in diesem Zustand haben vergessen, wie sie sich positiv mit anderen verbinden können. Die Blütenessenz wird angewendet, um sie zu sich selbst zurückzubringen, so daß sie großzügig geben und lieben können.

Honeysuckle: Honeysuckle ist die Blütenessenz für Menschen, die nicht genügend im Hier und Jetzt leben, weil sie mir ihren Gedanken und Gefühlen zu stark in der Vergangenheit verankert sind. Die Blütenessenz hilft ihnen, die Lektionen der Vergangenheit zu lernen, ohne sich in Erinnerungen und Nostalgie zu verlieren.

Hornbeam: Hornbeam ist eine der Blütenessenzen, die gegen Erschöpfung eingesetzt werden. Der Hornbeam-Zustand wird oft als das „Montagmorgen-Gefühl" bezeichnet – Lethargie und Müdigkeit bei dem Gedanken an die bevorstehenden Aufgaben. Diese allgemeine Müdigkeit ist eher geistiger und emotionaler als physischer Natur (siehe auch *Olive*).

Impatiens: Impatiens ist die angezeigte Blütenessenz für Menschen, die nie Zeit haben. Impatiens-Typen sind schnell im Denken und Handeln und verlieren leicht die Geduld mit Menschen, die nicht so schnell reagieren wie sie. Die Blütenessenz unterstützt eine ruhigere Einstellung und vermindert damit das Risiko für Krankheiten, die durch Nervosität und Streß verursacht werden.

Larch: Larch ist für Menschen, denen es an Selbstvertrauen mangelt. Larch-Typen neigen dazu, das Scheitern jeder eigenen Bemühung vorherzusagen und diese Prophezeiung als Entschuldigung zu nehmen, um es gar nicht erst zu versuchen. Da sie nichts riskieren, können sie zwangsläufig auch keinen Erfolg haben, so daß ihre Vorhersage zur sich selbsterfüllenden Prophezeiung wird. Die Blütenessenz wirkt gegen die Furcht vor Mißerfolg, so daß der erste Schritt in Richtung Erfolg gemacht werden kann.

Mimlus: Mimulus wirkt gegen Ängste, deren Ursache man benennen kann. Die Angst, eine Rede zu halten, die Angst vor Arbeitslosigkeit oder die Angst vor Hunden wird mit Mimulus behandelt (siehe auch *Aspen*).

Mustard: Diese Blütenessenz wird gegen plötzliche schwere Depressionen angewandt, die Menschen aus heiterem Himmel befallen können. Wenn es anscheinend keinen

Grund gibt, sich trübsinnig zu fühlen, und das Leben voller guter Dinge ist, ohne eine Wolke am Himmel, und dennoch Gefühle von Verzweiflung und Depression Ihre Lebensfreude beeinträchtigen, ist Mustard die richtige Blütenessenz.

Oak: Wie die Eiche, welche die Oak-Blütenessenz liefert, sind Oak-Menschen tapfer und stark. Sie nehmen ohne zu murren Verantwortung auf sich und ersparen sich nichts, wenn es darum geht, schwer zu arbeiten und anderen zu helfen. Leider können diese bewundernswerten Eigenschaften sie dazu bringen, sich ihren Aufgaben auch dann noch zu stellen, wenn Erschöpfung und Krankheit sie längst hätten ans Bett fesseln sollen. In solchen Zeiten, wenn sich der Oak-Mensch durch seine Arbeit dem Zusammenbruch nahebringt, ist die Blütenessenz da, um Kraft und Harmonie wiederherzustellen.

Olive: Dies ist die Blütenessenz für Menschen, die infolge einer körperlichen Ursache, wie Überarbeitung, Schlafmangel oder lange Krankheit, völlig erschöpft sind. Für diese Menschen ist jede Aufregung zuviel, und sie fühlen sich daher auch nicht in der Lage, neue Lebensfreude zu gewinnen. Die Blütenessenz kann ihnen neue Kraft und Vitalität geben. Olive wird oft in Verbindung mit einer oder mehreren weiteren Blütenessenzen verabreicht.

Pine: Pine ist die Blütenessenz gegen Schuldgefühle. Manchmal ist das Schuldgefühl berechtigt, etwa wenn jemand in der Vergangenheit etwas Unrechtes getan hat und deswegen von seinem schlechten Gewissen gequält wird. Manchmal ist es unberechtigt, beispielsweise bei Menschen, die sich für die Missetaten anderer verantwortlich fühlen. In beiden Fällen ist Pine die richtige Blütenessenz. Wenn Sie etwas Unrechtes getan haben, gibt Pine Ihnen Ihr reines Gewissen nicht sofort zurück. Es erlaubt Ihnen jedoch, aus den Fehlern der Vergangenheit zu lernen. Anstatt den Rest Ihres Lebens durch nutzlose Schuldgefühle zu vergiften, können Sie den Weg in in eine bessere Zukunft antreten.

Red Chestnut: Red Chestnut-Menschen kümmern sich in übertriebener Weise um das Wohlergehen anderer, besonders ihrer Angehörigen. Dies kann nicht nur lähmend für die besorgten Red Chestnuts sein, sondern auch für die Menschen, um die sie sich sorgen. Ihre übermäßige Fürsorge, die unnötige Aufregung und ihre negativen Gedanken können die Zuversicht anderer Menschen untergraben, bis diese sich ängstlich und gehemmt fühlen. Wenn ein Mensch, der Red Chestnut-Symptome zeigt, die Blütenessenz bekommt, wirkt sich das in der Regel positiv auf seine ganze Umgebung aus.

Rock Rose: Dies ist das Mittel gegen panischen Schrecken. Der Rock Rose-Zustand kann als Steigerung des *Mimulus*- oder *Aspen*-Zustands angesehen werden. Beide Arten von Angst – die spezifische oder die unspezifische – werden am besten mit Rock Rose behandelt, wenn sie sich in Panik äußern.

Rock Water: Rock Water-Menschen neigen zu eindeutigen bis starren Ansichten und lassen sich ihre Lebensweise von ihren Überzeugungen diktieren. Wenn es ihnen nicht gelingt, ihren Idealen entsprechend zu leben, kann es vorkommen, daß sie sehr hart sich selbst gegenüber werden, bis hin zu fanatischer Selbstverleugnung. Die Blütenessenz wird eingesetzt, um einen freundlicheren und menschlicheren Zustand herbeizuführen. Höhere Ideale werden von dieser Blütenessenz natürlich nicht ausgelöscht, aber der Mensch wird zu der Erkenntnis gebracht, daß eine rechtschaffene Lebensweise und der Genuß einfacher Freuden einander nicht unbedingt ausschließen.

Scleranthus: Der Scleranthus-Mensch leidet an chronischer Unentschlossenheit. Wenn es zwei mögliche Handlungsweisen gibt, wird er zwischen ihnen schwanken, bis sämtliche Gelegenheiten verpaßt sind. Auch kann die mangelnde Ausgeglichenheit solcher Menschen zu plötzlichen Stimmungsschwankungen führen, so daß sie im einen Moment obenauf sind und im nächsten zutiefst verzweifelt. Die Blütenessenz stellt die Balance wieder her, so daß der Mensch Entschlüsse rational und schnell genug fassen kann, um den Augenblick zu nutzen.

Star of Bethlehem: Diese Blütenessenz wirkt gegen Schock. Sie ist eine der Hauptzutaten von *Rescue Remedy* (siehe unten). Schock wird gewöhnlich durch ein plötzliches Ereignis verursacht. Daher wird Star of Bethlehem meistens angewandt, wenn jemand gerade unerwartete schlechte Nachrichten erfahren hat, in einen Unfall verwickelt war oder sonst einen Schock erlitten hat. Die Schockwirkung kann jedoch noch lange nach dem Ereignis anhalten. Diese Blütenessenz ist bei der Anwendung gegen verzögerte Effekte ebenso wirksam wie im Notfall.

Sweet Chestnut: Die Sweet Chestnut-Blütenessenz ist angezeigt für Menschen, die äußerste Qual und Verzweiflung erleiden. Sie steht besonders mit Trauer in Verbindung, kann aber auch immer dann eingesetzt werden, wenn die Zukunft vollkommen hoffnungslos erscheint.

Vervain: Vervain-Menschen sind ihrem Wesen nach Enthusiasten. Sie sind leidenschaftliche Kämpfer für soziale Gerechtigkeit, engagierte Perfektionisten und haben das Bedürfnis, mit Leib und Seele in jeder Aufgabe aufzugehen, die sie anfassen. Ihre maßlose geistige Energie kann sie jedoch dazu führen, sich zu stark anzutreiben, und ihr immer wachsamer Geist macht es ihnen fast unmöglich, Ruhe und Entspannung zu finden. In Zeiten, wenn der Streß des Vervain-Lebensstils nur noch schwer zu ertragen ist, kann die Blütenessenz Ruhe in den geistigen Sturm bringen.

Vine: In seinem positiven Aspekt ist der Vine-Mensch ein starker, zuversichtlicher und verständnisvoller Führer. In seinem äußerst negativen Aspekt ist er ein Tyrann, der sich rücksichtslos über die Wünsche und Bedürfnisse anderer hinwegsetzt, seine Macht auf willkürliche Weise gebraucht und zu beherrschen versucht anstatt zu führen. Hier hebt die Blütenessenz die negativen Aspekte auf und ersetzt sie durch die positiven. Die natürliche Ausgeglichenheit des Vine-Menschen wird wiederhergestellt und er kann seine rechtmäßige Autorität beanspruchen, ohne andere Menschen von ihrem Weg abzulenken.

Walnut: Walnut wird oft als die Blütenessenz des Übergangs bezeichnet. Sie wird zur Überwindung aller Einflüsse eingesetzt, die im Weg sind, wenn es darum geht, eine neue Richtung einzuschlagen oder eine besondere Veränderung vorzunehmen. Die in Frage kommenden Einflüsse können die Meinungen anderer sein, Bindungen an die Vergangenheit oder einfach mit der Zeit angenommene Gewohnheiten. In allen Fällen hilft Walnut, die möglichen Hindernisse in einem anderen Licht zu sehen, so daß sich ein ausgeglichenes Bild der ganzen Situation ergibt und der Entschluß, frei von unerwünschten Einflüssen zu handeln, in die Tat umgesetzt werden kann. Walnut kann in allen normalen Übergangssituationen des Lebens verabreicht werden, vom ersten Zahnen bis zum Ruhestand, da es dem betroffenen Menschen hilft, sich von alten Gedankenmustern zu befreien und neue Umstände ohne Bedauern anzunehmen.

Water Violet: Der Water Violet-Mensch ist ein intelligenter, fähiger Typ, der sich in seiner eigenen Gesellschaft am wohlsten fühlt. Obwohl er von den Menschen in seiner Umgebung oft bewundert wird, kann man ihn für stolz und unnahbar halten. Das bedeutet, daß es ihm schwer fällt, Freunde zu gewinnen, und er sich daher einsam fühlen kann. Die Blütenessenz hilft solchen Menschen, ein wenig mehr aus sich herauszugehen, so daß sie andere in Anspruch nehmen können, wenn sie es brauchen, während sie sich weiterhin ihrer eigenen Gesellschaft erfreuen.

White Chestnut: Wenn eine Sorge oder ein unerwünschter Gedanke sich zu jeder Zeit in Ihren Geist drängt oder wenn Sie feststellen, daß Ihnen dasselbe Argument immer wieder durch den Kopf geht, ist White Chestnut die richtige Blütenessenz. Ihre Wirkung besteht darin, unbeherrschte Gedanken zu zügeln, so daß die geistigen Prozesse wieder eher konstruktiv als destruktiv sein können. Wenn dies erst wieder erreicht ist, wird es möglich, die Grundursache der Sorge zu entdecken und anzugehen, anstatt die Sorge überhand nehmen zu lassen.

Wild Oat: Irgendwie ähnelt der Wild Oat-Zustand dem Scleranthus-Zustand, denn beide haben mit Ungewißheit und Unentschlossenheit zu tun. Menschen im Wild

Oat-Zustand haben jedoch normalerweise keine Schwierigkeiten, kleinere Entscheidungen zu treffen. Ihre Ungewißheit kreist mehr darum, ein Ziel zu finden, für das es sich einzusetzen lohnt, als darum, zwischen zwei möglichen Wegen zur Erreichung eines Zieles zu wählen. Obwohl sie einen bestimmten Beitrag zum Leben leisten wollen, fühlen sich Wild Oat-Menschen verloren, und ihre großen Talente und vielen Begabungen helfen ihnen nicht, sich darüber klar zu werden, was für ein Beitrag das sein sollte, oder auch nur zu erkennen, welche Alternativen ihnen offenstehen. Menschen in diesem Zustand versuchen sich oft in mehreren Berufen, ohne einen zu finden, in dem sie wirklich aufgehen. Die Blütenessenz hilft ihnen, ihre eigenen Fähigkeiten erfolgreicher zu erkennen, so daß sie einen Weg wählen und ihm von ganzem Herzen folgen können.

Wild Rose: Resignation und Apathie sind die Hauptkennzeichen des Wild Rose-Menschen. Dies ist jemand, der sich den Umständen ergeben hat und keine Energie aufbringt, sich oder seinen Zustand zu verändern. Wenn er krank ist, bemüht er sich nicht, gesund zu werden; wenn er arm ist, zuckt er mit den Schultern und läßt sich weiterhin treiben. In beiden Fällen fehlt ihm jedes wirkliche Interesse am Leben. Die Blütenessenz wird angewandt, um ihn wach zu machen für seine Umgebung und sein Potential, so daß er zu seiner eigenen Entwicklung und zur Entwicklung seiner Umgebung beitragen kann. Er mag weiterhin desinteressiert sein, aber er ist imstande, sein Leben in die Hand zu nehmen, wenn es sein muß.

Willow: Wie die Wild Rose-Menschen machen auch Menschen im Willow-Zustand in Gesellschaft nicht immer die beste Figur. Sie sind nicht apathisch, aber dafür voller

Selbstmitleid und hegen unfreundliche Gedanken anderen gegenüber, besonders, wenn jene glücklicher und erfolgreicher sind als sie. Nichts kann Willow-Menschen je zufriedenstellen und sie nehmen alles, was man für sie tut, ohne Dank und mit viel Sauertöpfischkeit entgegen. Die Willow-Blütenessenz hilft solchen Menschen, die Dinge klarer zu sehen und Verantwortung für ihr eigenes Schicksal zu übernehmen. Anstatt anderen Menschen ihr Glück zu mißgönnen, können sie dazu kommen, sich mit ihnen zu freuen. Auf diese Weise kommt das Glück auch in ihr eigenes Leben.

Rescue Remedy: Rescue Remedy ist wahrscheinlich die bekannteste Bachblütenessenz. Es ist jedoch nicht wirklich eine Blütenessenz, sondern eine Mischung, die sich wie folgt zusammensetzt:

Cherry Plum bei Verlust der Beherrschung
Clematis bei Schwäche
Impatiens bei Erregung
Rock Rose bei panischem Schrecken
Star of Bethlehem bei Schock

Aus den Zutaten ist offensichtlich, daß Rescue Remedy besonders für die Behandlung von Notfällen zusammengestellt worden ist. Was immer Ihre unmittelbare Reaktion auf einen Unfall, schlechte Nachrichten oder eine beunruhigende Situation sein mag, Rescue Remedy wird sicherlich mindestens eine Blütenessenz enthalten, die Ihnen hilft, mit Ihren Emotionen umzugehen. Und der größte Vorteil besteht darin, daß sich alles in einem Fläschchen befindet, das man immer dabei haben kann.

Rescue Remedy wird in jeder Situation angewendet, in der keine Zeit oder Gelegenheit besteht, Blütenessenzen aus dem vollständigen Sortiment auszuwählen. Es wird meist in Verbindung gebracht mit Nervosität (zum Beispiel vor einer Prüfung oder vor einem öffentlichen Auftritt), Unfällen (hier kann es helfen, die Zuschauer und das Opfer zu beruhigen) und kleineren Verletzungen jeder Art.

Als Creme enthält Rescue Remedy eine zusätzliche Blütenessenz: *Crab Apple.* Crab Apple wirkt reinigend und gibt der Creme eine besondere Wirkung gegen Schnitte, Aufschürfungen, Ausschläge und andere Hautprobleme.

Auswahl und Anwendung der Blütenessenzen

Dr. Bachs Ziel war es, ein Heilungssystem zu entwickeln, das so einfach wie möglich anzuwenden ist. Wann immer Sie also vor der Aufgabe stehen, eine Blütenessenz für sich oder jemand anderen auszuwählen, sollten Sie sich auf dieses Prinzip der Einfachheit besinnen, denn man ist leicht zu spitzfindig und verliert sich in Erweiterungen und Theorien, die nichts mit dem eigentlichen Anliegen zu tun haben. Dennoch muß man paar grundsätzliche Dinge verstehen, wenn man die richtigen Blütenessenzen auswählen will.

Als erstes ist der Unterschied zwischen Typ- und Helfer-Blütenessenz zu verstehen.

Eine Typ-Blütenessenz (oder gelegentlich die Kombination von Blütenessenzen) ist diejenige, welche am besten zu dem individuellen Charakter des zu behandelnden Menschen paßt. Zum Beispiel ist jemand, der schnell ungeduldig wird und dazu neigt, ständig umherzuhasten, wahrscheinlich ein Impatiens-Typ, während der starke, fähige Mensch, der sich durch alle Widrigkeiten hindurchkämpft, höchstwahrscheinlich ein Oak-Mensch ist. Wenn

Sie die Typ-Blütenessenz eines Menschen kennen, wissen Sie, welche Blütenessenz ihm wahrscheinlich hilft, wenn er ein Problem hat, da die negativen Eigenschaften eines Menschen gewöhnlich den Symptomen zugrunde liegen, über die er sich beklagt. Die Hilfe besteht darin, daß die mit jedem Menschentyp und jeder Blütenessenz verbundenen positiven Eigenschaften an die Stelle dieser negativen Züge treten. Die positive Seite von Impatiens ist zum Beispiel Ruhe und Gelassenheit, und es ist das Ziel der Behandlung eines Impatiens-Menschen, diese Seite seines Wesens zu unterstützen.

Obwohl die Typ-Blütenessenz eines Menschen sein ganzes Leben lang dieselbe bleibt, erfahren die meisten Menschen im Laufe ihres Lebens alle Zustände, für welche die 38 Bachblütenessenzen angezeigt sind. Dies ist so, weil wir nicht nur einen grundlegenden Charaktertyp besitzen, der mehr oder weniger konstant bleibt, sondern auch Stimmungsschwankungen unterworfen sind und ein Dutzend verschiedener emotionaler Zustände in ebenso vielen Stunden durchlaufen können. Das Bach-System berücksichtigt dies, und alle 38 Blütenessenzen können auch als Helfer- oder Stimmungsessenzen dienen. Das Wort „Helfer“ deutet an, daß sie oft zusätzlich zu der Typ-Blütenessenz gewählt werden. Bei nicht lang andauernden Stimmungen und Übergangszuständen kann man sie auch für sich verabreichen, ohne dem Warum und Wozu auf den Grund zu gehen. Wenn Sie also einen Anfall von Panik erleiden, können Sie nach Rock Rose greifen, ohne sich allzuviel Gedanken darüber zu machen, ob Ihre Typ-Blütenessenz Clematis oder Water Violet ist. Wenn Sie jedoch feststellen, daß Sie ziemlich regelmäßig Panikattacken erleiden, werden Sie sich mehr Gedanken über die Gründe dafür machen müssen – und viele davon werden zum Vorschein kommen, wenn Sie Ihren Typ bestimmen.

Angesichts aller chronischen oder ständig wiederkehrenden Zustände ist es wichtig, dem Problem und den offensichtlichen Symptomen auf den Grund zu gehen, indem man ihre geistigen oder seelischen Ursachen entdeckt. Diese können manchmal so tief liegen, daß man sich ihrer kaum bewußt ist, aber wenn sie erst einmal bekannt sind, können die Blütenessenzen angewandt werden, um eine Heilung auf längere Sicht zu bewirken.

Es gibt zwei Methoden, die Blütenessenzen einzunehmen. Welche Sie anwenden, hängt ganz davon ab, wie hartnäckig das Problem ist und wie sparsam Sie mit den Blütenessenzen umgehen möchten.

Die in Apotheken erhältlichen Fläschchen mit Bachblütenessenzen sind als Stockbottles bekannt. Sie enthalten jeweils eine einzelne Blütenessenz, in Alkohol konserviert, die nach Möglichkeit vor der Einnahme verdünnt werden sollte. Die schnellste und einfachste Anwendungsweise besteht darin, zwei Tropfen aus der Stockbottle in ein Glas Wasser zu geben. Wenn Sie mehr als eine Blütenessenz gleichzeitig nehmen, geben Sie zwei Tropfen von jeder in das Glas. Dann brauchen Sie nur in regelmäßigen Abständen aus dem Glas zu trinken (alle paar Minuten in akuten Fällen; alle paar Stunden, wenn Sie ein langfristiges, weniger dramatisches Problem behandeln).

Diese Methode ist praktisch, wenn es darum geht, eine vorübergehende Stimmung oder ein plötzlich aufgetretenes Problem zu behandeln. Für langfristige Behandlungen sollten Sie sich ein Behandlungsfläschchen zurechtzumachen. Sie brauchen dafür ein 30-ml-Pipettenfläschchen, wie man es in den meisten Apotheken kaufen kann, und etwas Quell- oder Mineralwasser. Geben Sie zwei Tropfen von jeder gewählten Blütenessenz in das saubere, leere Fläschchen und füllen Sie es mit Wasser auf. Nehmen Sie viermal täglich vier Tropfen aus dem Fläschchen, entweder direkt auf die Zunge (wobei Sie die Pipette nicht mit der Zunge berühren) oder in einem Glas Wasser. Das Fläschchen kann etwa zwei Wochen lang benutzt werden. Danach sollten Sie den Rest wegschütten, weil das Wasser schlecht wird. Sie können die Mixtur etwas länger haltbar machen, indem Sie sie kühl aufbewahren oder einen Teelöffel Brandy oder Apfelessig beigeben.

Da Rescue Remedy eine Mischung aus fünf verschiedenen Blütenessenzen ist, wird es anders dosiert. Geben Sie in ein Glas Wasser oder ein Behandlungsfläschchen jeweils vier Tropfen aus der Rescue Remedy Stockbottle.

Wenn Wasser nicht zur Verfügung steht, können die Blütenessenzen auch einem anderen Getränk beigefügt werden, und im Notfall kann das Konzentrat aus der Stockbottle auch unverdünnt verabreicht werden. (Denken Sie jedoch daran, daß das Konzentrat in reinem Brandy konserviert ist und es religiöse, moralische oder medizinische Gründe geben kann, die gegen die Verabreichung des Konzentrates sprechen. Schließlich kann eine äußere Anwendung in manchen Fällen vorteilhaft sein. Zum Beispiel kann man jemandem, der ohnmächtig geworden ist, die Handgelenke oder Schläfen mit Clematis oder Rescue Remedy einreiben.

Die Bach-Blütentherapie

Dr. Bachs Suche nach einer neuen Heilmethode beruhte auf der Annahme, daß Gesundheit ein natürlicher Zustand ist und Krankheit eine Folge des Unvermögens, gemäß der eigenen wahren Persönlichkeit zu leben. Er glaubte, daß geistiger, seelischer und emotionaler Aufruhr unweigerlich zu physischer Krankheit führt und daß es keinen Zweck hat, nur letzteres zu behandeln, wenn die Grundursache unberührt bleibt.

Die Blütenessenzen, die er fand, sind alle natürlich und ungiftig und so sanft, daß man sie in Verbindung mit jeder anderen Kur anwenden kann, ob konventionelle westliche Medizin oder sonstige alternative oder ganzheitliche Therapien. Es ist sehr wichtig zu betonen, daß die Bach-Blütentherapie keine anderen eher physischen Kuren ersetzt. In vielen Fällen (und trotz mancher gegenteiliger Behauptungen) ist die technologiereiche Medizin des Westens das bestmögliche Mittel. Angesichts physischer Krankheit spielen physische Methoden eine wichtige Rolle und sollten nicht geringschätzig abgetan werden. Aus diesem Grund wird Sie ein verantwortungsvoller Bachblüten-Therapeut niemals ermuntern, gegen den Rat Ihres Arztes zu handeln.

Der Mensch ist jedoch sehr viel mehr als ein Körper, und Dr. Bachs großes Verdienst ist, daß er die wichtige Rolle verstanden hat, die Persönlichkeit und Emotionen für den Krankheitsverlauf spielen. Die Bachblütenessenzen sind da, um die geistigen Stürme zu beruhigen, die das moderne Leben hervorruft. Ihre sanfte und natürliche Kraft bringt uns nicht nur mit unserer innersten Tiefe in Kontakt, sondern mit der edlen Einfachheit der Natur selbst. Sie können uns helfen, uns von den Zwängen der Gesellschaft freizumachen, so daß wir wahrhaft wir selbst sein können und auf diese Weise Frieden finden.

Über dieses Buch

Ein Streifzug durch irgendeinen Buchladen genügt, um festzustellen, daß es Dutzende von Büchern über konventionelle Medizin und ebenso viele über ganzheitliche

Medizin gibt, davon sehr viele speziell für Frauen. Leider werden Männer, aus welchen Gründen auch immer, längst nicht so gut bedient. Es ist traurig, wie schlecht informiert die meisten Männer über ihren eigenen Körper und die gesundheitlichen Probleme, die sie in besonderer Weise betreffen, sind. Und sie neigen zu ebensoviel Unwissenheit, wenn es um gesundheitsfördernde Alternativen geht.

Ich hoffe, daß dieses Buch ein kleines Licht auf beide Bereiche wirft. Es behandelt das Thema weitgehend chronologisch und spürt die verschiedenen Probleme auf, denen Männer in unterschiedlichen Stadien ihres Lebens begegnen. Es befaßt sich auch kurz mit einer Reihe von Krankheiten, die nur oder weitgehend auf Männer beschränkt sind. In allen Fällen werden Vorschläge für die Anwendung der Bachblütenessenzen gemacht. Der Leser wird ein gutes Verständnis für die Auswahl der Blütenessenzen entwickeln und diese Kenntnisse auf seine eigene Situation anwenden können. Die erwähnten Fallbeispiele und die Ausführungen über Symptome und Prognosen können auch erfahreneren Anwendern der Bachblüten eine Hilfe sein.

KAPITEL 1 – AUFWACHSEN IN EINER MÄNNERWELT

Geburt und die ersten Lebensjahre

Frauen gelten traditionell als das schwächere Geschlecht, aber bei der Geburt scheint das nicht der Fall zu sein. Männliche Babys sind krankheitsanfälliger als ihre Schwestern, und obwohl sie in der Regel größer sind als Mädchen, sind sie schwächer und unreifer. Auch in den modernen, gut ausgestatteten Entbindungsstationen ist die Wahrscheinlichkeit, daß sie sterben, viel größer.

Manche sagen, daß die erhöhte Anfälligkeit für Krankheiten bei kleinen Jungen an ihrer Männlichkeit liegt. Männlich zu sein ist kein „natürlicher“ Zustand. In den ersten Wochen ihrer Entwicklung sind alle menschlichen Embryen weiblich, und die spezielle Bildung des männlichen Geschlechts beginnt erst, wenn das Hormon Testosteron produziert wird. Die Schwäche könnte also schon bei der Empfängnis beginnen, wenn das kleine und relativ informationsarme Y-Chromosom sich mit dem X-Chromosom der Mutter vereinigt, um das künftige Geschlecht des Kindes zu bestimmen. Weibliche Embryonen, die von beiden Eltern einen doppelten Satz X-Chromosomen erhalten, entgehen nicht nur bestimmten männlichen Problemen wie der Bluterkrankheit, sondern scheinen auch widerstandsfähiger gegen sämtliche Formen geistiger und körperlicher Krankheit zu sein.

Generell scheint es, daß neugeborene Jungen eine größere Prüfung für ihre Eltern sind als Mädchen, denn es gibt auch einige Beweise dafür, daß kleine Jungen weniger schlafen und mehr schreien als kleine Mädchen. Ihr Stillen erfolgt ebenfalls unregelmäßiger – sie verlangen die Brust in kürzeren Abständen und für längere Zeit. Alles, was dem neugeborenen Baby hilft, nachts zur Ruhe zu kommen, muß dann willkommen sein, denn wenn die Eltern ihm helfen zu schlafen, schaffen sie ihm eine entspanntere und anregendere Umgebung. Von glücklicheren Erwachsenen umgeben, wird es aufmerksamer und lernfähiger sein, wenn es wach ist.

Kleine Jungen, deren Schlafprobleme daher rühren, daß sie immer auf Trab sind und sich nie zu entspannen scheinen, könnten klassische *Vervain*-Typen sein. Sie sind große Forscher und Enthusiasten und wenn sie an etwas Interesse gewinnen, scheint es, daß sie so lange wach bleiben können, wie sie wollen. Obwohl diese *Vervain*-Eigenschaften gänzlich positiv erscheinen mögen, kann es Probleme geben, wenn die geistige Energie das Kind auch dann noch weitermachen läßt, wenn seine physische Energie längst erschöpft ist. In diesen Fällen hilft die Blütenessenz, eine vernünftige Balance herzustellen.

Andere Babys verlangen endlos viel Aufmerksamkeit, bevor sie einschlafen. Eltern, die ihr Baby jede Nacht in den Schlaf wiegen oder stundenlang umhertragen müssen, weil es schreit, wenn sie es hinlegen, könnten es mit einem *Chicory*-Kind zu tun haben. In ihrem positiven Aspekt sind dies liebevolle Kinder, die eine riesige Menge an Zuneigung zu verschenken haben, aber ihre negative Seite kann sie dazu bringen, Tag und Nacht Aufmerksamkeit und endlose Beweise von Zuneigung zu verlangen. Die Blütenessenz wird in diesen Fällen verabreicht, um dem Kind zu helfen, sich der Gefühle seiner Eltern sicherer zu sein. Die meisten Kinder machen irgendwann in ihrem Leben eine *Chicory*-Phase durch.

Noch allgemeiner ist die einfache Angst, allein gelassen zu werden. In solchen Fällen käme *Mimulus* als erste Blütenessenz in Betracht, denn sie ist zuständig für bekannte Ängste, etwa vor der Dunkelheit oder dem Verlust der Eltern. Wenn die Angst panisch wird oder Sie vermuten, daß das Baby einen Alptraum hatte, könnte *Rock Rose* verabreicht werden. Babys verbringen 50 Prozent ihres Schlafes damit zu träumen. Daher ist gelegentlich auch ein schlechter Traum zu erwarten. Kindliche Wutanfälle können mit *Cherry Plum* behandelt werden.

Während einige Kinder niemals zu schlafen scheinen, schlafen andere anscheinend immerzu. Ein neugeborenes Baby kann 80 Prozent seiner Zeit im Schlaf verbringen, ohne daß es irgendeinen übermäßigen Grund zur Besorgnis gäbe. Auch mit neun Monaten wird es noch etwa 14 Stunden täglich schlafen. Dennoch sind einige Kinder deutlich schläfriger als andere, und das kann die Eltern beunruhigen. Kinder des *Clematis*-Typs sind wahrscheinlich am besten für ihre Schläfrigkeit bekannt, da sie zu jeder Zeit und unter allen Umständen wegzusein vermögen. In der Praxis und im Fall von kleinen Kindern ist es nicht so leicht, einen echten *Clematis*-Zustand von der normalen Fähigkeit des Kindes, auf der Stelle einzuschlafen, zu unterscheiden, aber wenn die Schläfrigkeit regelmäßig Tätigkeiten verhindert, die das Kind gewöhnlich liebt, kann man die Blütenessenz versuchen. Wenn jedoch ein normal aktives Kind plötzlich übermäßig schläfrig ist, sollten Sie sich sofort an einen Arzt wenden. Obwohl normalerweise alles in Ordnung sein wird, kann Schläfrigkeit symptomatisch für Krankheiten sein, die dringender Behandlung bedürfen.

Nach ungefähr vier Monaten beginnt der Prozeß des Abstillens. Die reine Milchnahrung wird allmählich durch feste Nahrung ersetzt. (Daß die Bezeichnung „feste

Nahrung“ nicht so ganz passend ist für den Gemüse- und Obstbrei, mit dem Kinder normalerweise beginnen, werden Eltern bestätigen, die nach den Mahlzeiten die Küche reinigen mußten.) Manchmal geschieht der Übergang glatt und ohne Umstände, aber für einige Kinder (und ihre Eltern) kann er eine frustrierende und schwierige Erfahrung sein.

Wo die Umstellung selbst das Problem zu sein scheint und das Kind es offenbar schwierig findet, sich von seinem alten Essensschema zu trennen, ist *Walnut* zu verabreichen. *Chicory* könnte benötigt werden, um den Babys zu helfen, die das Stillen als Gelegenheit sehen, im Mittelpunkt zu stehen, und sich dieses Vergnügen nicht nehmen lassen wollen. *Chicory* unterstützt das sichere Gefühl, auch dann geliebt zu werden, wenn die Show nicht läuft. Andere Kinder finden es vielleicht einfach unangenehm, feste Nahrung zu essen. Sie schneiden Grimassen, wenn Sie ihnen Essen anbieten, zucken mit dem Kopf zurück, wenn Sie sie zu füttern versuchen, und spucken bei der ersten Gelegenheit alles aus, was sie im Mund haben. Solchen Kindern kann *Crab Apple* nützen, die Blütenessenz für Menschen, die Widerwillen gegen sich selbst oder gegen irgendeine notwendige biologische Funktion empfinden – in diesem Fall Essen.

Alle langfristigen und schweren Probleme mit dem Essen können anzeigen, daß es irgendein physisches Problem unter der Oberfläche gibt, das angegangen werden muß. Wenn Sie wegen der Eßgewohnheiten eines Kindes besorgt sind, ist es stets am besten, einen Arzt zu konsultieren, und sei es nur, um sich zu vergewissern, daß alles in Ordnung ist.

Selbst wenn das Abstillen recht glatt verläuft, kann es immer wieder Rückschläge und Enttäuschungen geben. Zu solchen Zeiten kann *Gentian* für Eltern und Kinder gleichermaßen nützlich sein. Diese Blütenessenz wird angewendet, um die Mutlosigkeit zu überwinden und den Glauben wiederherzustellen, der nötig ist, um es erneut zu versuchen.

Bei einer weiteren wichtigen Veränderung im Leben eines Kleinkindes können *Gentian* und *Walnut* eine große Hilfe sein: beim Sauberwerden. Auch hier neigen Jungen dazu, sich langsamer zu entwickeln als Mädchen. Bei ihnen beginnt das Sauberkeitstraining später, und sie brauchen länger, um Blase und Darm beherrschen zu lernen.

Kindern, die sich vor der ganzen Sache ekeln, kann *Crab Apple* verabreicht werden. Das kommt jedoch ziemlich selten vor, denn gewöhnlich fasziniert Kinder alles, was mit der Toilette zu tun hat, so daß *Crab Apple* vermutlich nur eine Rolle spielt, wenn das Malheur zum Beispiel in der Öffentlichkeit passiert. Jedes Schuldgefühl nach solch einer Episode kann man mit *Pine* behandeln, und der Schreck läßt sich mit *Star of Bethlehem* verringern.

Sehr kleine Kinder können so sehr in ihr Tun vertieft sein, daß sie erst zur Toilette zu gehen, wenn es schon zu spät ist. *Vervain* könnte erforderlich sein, um ihren Enthusiasmus zu mäßigen, *Impatiens*, damit sie langsam genug werden, um im voraus an Dinge zu denken, oder *Clematis*, wenn sie sich in Tagträumen verlieren und darüber alles andere vergessen.

Wenn die Malheure zu häufig werden und das Kind nichts aus seinen Erfahrungen zu lernen scheint, ist *Chestnut Bud* angebracht. Es kann dem Kind helfen, sich auf die nächste Entwicklungsstufe zu begeben, anstatt dasselbe Verhaltensschema ständig zu wiederholen.

Bettnässen kann auch dann noch ein Problem sein, wenn das Sauberkeitstraining erfolgreich war. Im Alter von sieben Jahren nässen zwanzig Prozent aller Kinder immer noch hin und wieder das Bett. Manchmal gibt es einen physischen Grund dafür, und mit einem Kind von fünf oder sechs Jahren, das noch nie oder kaum jemals in der Nacht trocken gewesen ist, sollte man vorsichtshalber zum Arzt gehen. Meistens ist das Problem jedoch psychisch, besonders wenn ein bereits trockenes Kind einen Rückfall erleidet. Suchen Sie nach größeren Veränderungen in seinem Leben, die es durcheinandergebracht haben können, etwa ein Wechsel der Umgebung oder Routine, wobei *Honeysuckle* oder *Walnut* die ersten in Frage kommenden Blütenessenzen wären. Bei einem Problem in der Familie, wie der Erkrankung eines Elternteils, versuchen Sie es mit *Red Chestnut* oder *Mimulus*. Wenn es einen Konflikt in der Familie gibt, kann *Rescue Remedy* eine gute Wahl sein oder *Agrimony*, wenn das Kind seine Angst nachts auszuleben scheint und tagsüber einen fröhlichen Eindruck macht. Die für die Störung verantwortlichen Erwachsenen könnten *Willow* oder *Holly* benötigen. All dies sind natürlich nur Anregungen. Letztendlich bestimmen die individuellen Eigenschaften und der emotionale Zustand des Kindes (und seiner Eltern) die Auswahl der Blütenessenzen.

Die meisten, wenn nicht sogar alle bisher behandelten Probleme treffen ebenso auf Jungen wie auf Mädchen zu. Dies wirft ein Licht auf die Tatsache, daß man bei Kindern im Vorschulalter dem Geschlecht keine große Bedeutung beimißt. Jungen und Mädchen spielen glücklich zusammen und (wenn die beaufsichtigenden Erwachsenen es zulassen) auch mit demselben Spielzeug. In einer idealen Welt würde man auch später sämtlichen Geschlechterklischees und Anpassungszwängen widerstehen, und die Persönlichkeit des Kindes bliebe das Hauptkriterium, wann immer es eine Wahl zu treffen gilt. Doch die

Zwänge, denen Jungen im Vorschulalter ausgesetzt sind, sind im wahrsten Sinne des Wortes ein Kinderspiel im Vergleich zu denen, die sich in der Schulzeit einstellen.

Die Schulzeit

Für die meisten Kinder beginnt mit dem ersten Schultag ein völlig neues Leben. Zum erstenmal werden sie von den Erwachsenen nicht für das geschätzt, was sie sind, sondern für das, was sie können. Wettbewerbsgeist und Gewinnen bekommen daher eine große Bedeutung. Der Einfluß der Eltern und anderer Erwachsener verblaßt mehr und mehr gegenüber dem Einfluß, den Gleichaltrige auf das Verhalten des Kindes ausüben – in unserem Fall gleichaltrige Jungen!

Angesichts des großen Schrittes, den der Schulanfang bedeutet, ist es nicht erstaunlich, daß viele Kinder in der Eingewöhnungsphase an nervösen Störungen leiden. Die Bachblütenessenzen können in dieser Zeit eine große Hilfe sein.

Wenn ein Kind ständig von Sorgen gequält zu sein scheint, ist *White Chestnut* die Blütenessenz, die ihm hilft, seine unerwünschten Gedanken zu beherrschen. Der tagsüber ganz glücklich erscheinende Junge, der seine geistige Qual nachts erleidet oder wenn er für sich allein ist, sollte *Agrimony* bekommen, denn dies ist die Blütenessenz für Menschen, die ihre Probleme vor anderen verbergen.

Wenn ein Kind ganz offen sagt, daß es Angst hat, zur Schule zu gehen, ist *Mimulus* die richtige Wahl. Diese Blütenessenz würde man auch für von Natur aus schüchterne und stille Kinder auswählen, die zu Besorgnis neigen.

Jungen des *Mimulus*-Typs gehören zu denjenigen, welche am meisten getriezt werden. Da sie zum Stottern neigen und leicht knallrot werden, wenn man sie bittet, aufzustehen und vor der Klasse etwas zu sagen, stellen sie eine offensichtliche Zielscheibe dar. Auch *Centaury*-Kinder können auf diese Weise leiden. Sie sind von Natur aus freundlich und eifrig darauf bedacht, gefällig zu sein. Das kann jedoch dazu führen, daß sie von anderen ausgebeutet werden. Das kluge Kind, das in seiner Freizeit die Hausaufgaben anderer Kinder macht, könnte ein *Centaury*-Typ sein. Die Blütenessenz hilft dem ausgebeuteten Kind, sich zu behaupten, indem sie ihm das nötige Selbstvertrauen und die innere Überzeugung gibt, damit es seiner Fähigkeit, dem ungebührlichen Einfluß anderer zu widerstehen, vertrauen kann.

Triezen ist ein viel weiter verbreitetes Problem, als man gewöhnlich annimmt, und obwohl gelegentlich Fälle publik werden, die Mädchen betreffen, sind physische Angriffe und Einschüchterung immer noch ein hauptsächlich männliches Phänomen. Die meisten Männer können sich an mindestens einen Fall von Triezerei aus ihrer eigenen Schulzeit erinnern, bei dem sie entweder Opfer oder Täter waren. Beim Triezen eines anderen Jungen mitzumachen ist in der Tat die einfachste Methode, um zu vermeiden, daß man selbst zum Opfer wird. Unter diesen Umständen können Schuldgefühle entstehen, und *Pine* ist die Blütenessenz, die einem Jungen helfen kann, seine Gefühle in Betracht zu ziehen und aus ihnen zu lernen, ohne ihnen Macht über sich einzuräumen. Dies ist auch die erste Blütenessenz für die Opfer von Triezern, denn obwohl man annimmt, daß sie keinen Grund haben, sich schuldig zu fühlen, ist genau das ihr Problem. Sie denken, daß sie nur deshalb zur Zielscheibe der Triezer geworden sind, weil sie zu anders oder zu klug sind oder weil sie irgendeine Eigenschaft haben, die sie von den anderen absondert.

Das Problem der Triezerei wird noch verschlimmert durch einen Ehrenkodex, der die Opfer dazu bringt, es zu verbergen. Die Schande, getriezt zu werden, ist nichts im Vergleich zu der, beim Lehrer Schutz zu suchen. Und der Gedanke an aufgebrachte Eltern, die in der Schule erscheinen, um Gerechtigkeit für ihr Kind zu verlangen, ist oft der schlimmste Alptraum des Opfers. Kinder sind sich durchaus auch der Tatsache bewußt, daß der Schutz von Erwachsenen nicht rund um die Uhr besteht. Sie wissen, daß sie früher oder später wieder mit ihren Verfolgern allein sein werden. Das Kind, das einen Triezer in Schwierigkeiten gebracht hat, kann noch weniger Gnade erwarten als das übliche Opfer.

Es gibt leider keine einfachen Lösungen für dieses Problem. In erster Linie benötigt das getriezte Kind besonnene und konstruktive Hilfe aus der Welt der Erwachsenen. Wenn Sie ein Elternteil sind und Triezerei vermuten, sollten Sie zuerst versuchen, das Vertrauen des Jungen zu gewinnen, indem Sie ihm sagen, daß Sie ohne seine Zustimmung nichts unternehmen werden. Das sollte seine Befürchtungen zerstreuen, daß eine unbesonnene Einmischung Ihrerseits die Dinge noch schlimmer macht. Eine gute Strategie für das getriezte Kind besteht darin, nicht auf die Provokation zu reagieren und Situationen zu meiden, in denen es wahrscheinlich Schwierigkeiten geben wird. Besonders Jungen mögen das Gefühl haben, daß sie sich der Herausforderung physisch stellen sollten und es nicht männlich ist, dem aus dem Weg zu gehen, aber Tatsache ist, daß die Triezer gewöhnlich stärker sind als ihre Opfer und daß sie üblicherweise in Gruppen auftreten. Väter sollten das bedenken und spontanen Unterricht in Selbstverteidigung oder Predigten über die Notwendigkeit, sich zu behaupten, vermeiden. Einem Kind Gewalt als Lösung für solche Situationen vorzuschlagen, ist höchstwahrscheinlich keine gute Idee. Wenn ein Junge sich wegen seiner Schwäche und Unfähigkeit, dem Triezen ein Ende zu machen, selbst verachtet, könnte *Crab Apple* helfen, und *Larch* ist die Blütenessenz, um das Selbstvertrauen wiederherzustellen. Die vorrangige Emotion aller Opfer von Triezern dürfte jedoch reine Panik sein. *Rock Rose* wäre die erste Wahl, um dem entgegenzuwirken.

Triezer sind gewöhnlich keineswegs glücklicher und selbstsicherer als die Jungen, auf denen sie herumhacken. Ihr Verhalten mag eine Methode sein, um ein gebrechliches Gefühl von Männlichkeit durch rohe Gewalt und Dominanz aufzubessern, und sie könnten Hilfe benötigen, um der weitverbreiteten Idee zu widerstehen, daß Männlichkeit Härte und Gefühllosigkeit bedeutet. *Walnut* ist die Blütenessenz, die Menschen von dem unerwünschten Einfluß ihrer Umgebung oder einer vorherrschenden Meinung befreit, aber in bestimmten Fällen können weitere Blütenessenzen ebenfalls angebracht sein, zum Beispiel:

Wenn der Triezer sich zu Hause oder in der Schule unzulänglich fühlt und andere triezt, um einen besonderen Status zu erlangen, lohnt sich ein Versuch mit *Larch*.

Wenn der Angriff auf andere ein Ventil dafür ist, daß der Triezer sich irgendwie aufgehalten fühlt, ist *Impatiens* die richtige Blütenessenz, um die erregten Gefühle zu beruhigen.

Neid, Eifersucht und Haß wirkt *Holly* entgegen.

Jungen, deren Angriff auf andere unbeherrscht und rasend ist, ohne Sinn und Verstand, könnte *Cherry Plum* helfen.

Beech ist die Blütenessenz für Intoleranz anderen Menschen gegenüber und hilft am besten, wenn der Triezer sich besonders auf Menschen konzentriert, die sich von ihm, seiner Familie, seiner Gesellschaftsschicht oder ethnischen Gruppe unterscheiden.

Vine wird angewendet bei agressivem Verhalten aus dem Wunsch, immer das Sagen zu haben oder zu beherrschen.

Die obigen Beispiele zeigen, wie Triezen die anderen Probleme im Leben der Kinder maskieren kann. Es ist notwendig, das zugrundeliegende Problem zu finden, bevor man die Bachblütenessenzen (oder irgendeine andere Maßnahme) wirksam anwenden kann. Die eigentliche Ursache könnte alles mögliche sein, von Angst und Depression bis zu einem Trauma durch Krankheit in der Familie, und die benötigten Blütenessenzen variieren entsprechend.

Auch der organisierte Sport, der so oft als Allheilmittel gegen falsch eingesetzte Aggression bei Schuljungen gepriesen wird, kann eine Brutstätte für Demütigung und Angst sein. In ihrem Buch *The Rites of Man* erzählt Rosalind Miles einige wahrhaft grausige Sportgeschichten. Da kommt zum Beispiel der Walliser Rugby-Meister vor, der seine Klasse in „Jungen von großer Statur“ und „Jungen von kleiner Statur ohne Begabung“ einteilt und dann jeweils einen aus der Gruppe auffordert, sich einen aus der zweiten Gruppe auszusuchen, um ihn „fertigzumachen“. Ein weiteres abschreckendes Beispiel ist der erste Boxunterricht des jungen Ernest Hemingway, der mit einer dreifach gebrochenen Nase und der dauerhaften Schädigung der Sehfähigkeit auf einem Auge endet. Organisierter Sport (oder besser gesagt, schlecht organisierter Sport) ist die Gelegenheit, bei der Brillenträger, Asthmaleidende und Übergewichtige als Außenseiter bloßgestellt werden, die gar keine „echten“ Jungen sind. Kleine Jungen empfinden diesen Ausschluß von ihren Kameraden sehr krass, denn ihr Drang, zu einer Gruppe zu gehören, wenn auch nur als schwächstes Mitglied, ist sehr stark. Aus diesem Grund sind sie auch bereit, gefährliche oder widerwärtige Aufnahmezeremonien und Mutproben als Eintrittspreis zu akzeptieren.

Die andere Bedingung, um dem reinen Männerklub beizutreten (ebenso, wie gut im Sport zu sein) besteht darin, „cool“ in bezug auf Emotionen zu sein. Echte Männer weinen nicht, klingt der Refrain der Väter, der Lehrer und der Medien. Nur Frauen und Memmen weinen. Jungen haben natürlich Gefühle, was immer die Gesellschaft sagt; aber sie verdrängen sie, um dazuzugehören. Diejenigen, welche das besonders gut tun, entwickeln eine Art emotionalen Autismus, der sie unartikuliert und brutal macht. Innerlich mögen sie ängstlich und verletzlich sein, äußerlich erscheinen sie jedoch gefühllos und gleichgültig. Und je ängstlicher sie sind, desto wahrscheinlicher werden sie ihren Ärger und ihre Demütigung an anderen auslassen, die den Mut haben, nicht so zu sein wie sie.

Viele Gründe für die späteren emotionalen Probleme eines Mannes sind zweifellos in seiner Schulzeit zu suchen, und Hilfe, die in dieser Zeit erfolgt, kann äußerst wirksam sein – nicht nur, um zu verhindern, daß ein Junge zu einem brutalen Mann heranwächst, der unter emotionalem Autismus leidet, sondern auch, um ihn in seinem späteren Leben vor der Einsamkeit, der Angst, dem Streß und all den Krankheiten zu bewahren, zu denen die Unfähigkeit, Gefühle auszudrücken, führen kann. Da die Bachblütenessenzen in erster Linie geistige und emotionale Zustände behandeln, sind sie besonders gut geeignet, um in diesem Bereich zu helfen. Zum Beispiel:

Jungen, die ihre wahren Gefühle hinter einem lächelnden Gesicht verbergen, kann mit *Agrimony* geholfen werden.

Rock Water ist angezeigt für Jungen, die viel von sich verlangen, die strenge Trainings- und Arbeitszeitpläne einhalten und dabei ihre sanftere Seite aufgeben.

Vine kann denjenigen verabreicht werden, die machthungrig sind und zu rücksichtsloser Beherrschung anderer neigen. Ihr Mangel an Mitgefühl beruht auf ihrem eigenen emotionalen Ungleichgewicht. Beides kann mit derselben Blütenessenz behandelt werden.

Für Jungen, die den Verlust von Selbstbeherrschung befürchten, wenn sie ihre Gefühle zu offen zeigen, ist *Cherry Plum* angezeigt.

Angst vor Emotionen selbst ist ein Fall für *Mimulus*.

Wenn die ausgedrückten Emotionen durch das Bedürfnis verzerrt sind, sich der Moral der Clique anzupassen, kann *Centaury* benötigt werden. Das ist zum Beispiel der Fall, wenn ein normal empfindsamer Junge einen Wutanfall bekommt, weil das von ihm erwartet wird. *Centaury* hilft, seinen Willen zu stärken und nein zur Gruppe zu sagen.

Neben diesen großen Problemen, die Jungen während der Schulzeit zu schaffen machen, gibt es noch eine Reihe kleinerer, denen man durch Anwendung der Bachblüten ebenfalls abhelfen kann. Zum Beispiel vermissen einige Kinder ihr altes, sicheres Leben zu Hause auch dann noch, wenn sie bereits einige Jahre zur Schule gegangen sind. Und diese Art von „Heimweh" ist keineswegs auf Internatsschüler beschränkt. *Honeysuckle* ist die Blütenessenz, die Kindern in diesem Zustand hilft, mehr an die Gegenwart als an die Vergangenheit zu denken. Die Blütenessenzen können ihre Wirkung auch entfalten gegen Schüchternheit (*Mimulus*), Entmutigung durch das Mißlingen, ein Ziel zu erreichen (*Gentian*), Lethargie durch Überarbeitung (*Olive*) oder geistige Erschöpfung (*Hornbeam*) oder Apathie (*Wild Rose*) und in tausend anderen Situationen, denen das heranwachsende Kind begegnet.

Wild Oat kann einem älteren Schüler helfen, der sich entscheiden muß, welches Fach er bis zum Abitur nehmen und anschließend, was er studieren soll.

Ganz allgemein unterscheiden sich die emotionalen Zustände, die Kinder erfahren, wenig von denen der Erwachsenen. Während erwachsene Männer sich jedoch daran gewöhnt haben, ihrem Gefühlsleben nicht zu viel Beachtung zu schenken, und daher wenig mitteilsam reagieren, wenn man sie nach ihren Gefühlen fragt, sind Jungen in fast allen Fällen noch nicht so weit gegangen. Sie werden höchstwahrscheinlich wenigstens versuchen, offene Antworten auf einfache Fragen zu geben. Außerdem sind sie gewöhnlich bereit, neue Ideen in Betracht zu ziehen, die ältere Männer oft kurzerhand abweisen. Alles in allem kann es leichter sein, Bachblütenessenzen für Kinder als für Erwachsene anzuwenden.

Die Pubertät

Schlankheitskuren, Mode und Make-up gehören zu den bei Mädchen im Teenageralter beliebten Mitteln, um die Frauen zu werden, die sie gern sein möchten. Die Suche nach männlicher Identität hat für Jungen in diesem Alter oft mit Muskelaufbau zu tun, dem sie in der Turnhalle oder zu Hause einen beträchtlichen Teil ihrer Freizeit widmen. Andere üben sich mit Vorliebe darin, möglichst genau so auszusehen und zu sein wie der große Star XY aus der Musikszene oder dem gerade angesagten Kultfilm.

Der Heranwachsende kann Monate oder sogar Jahre damit verbringen, verschiedene Persönlichkeiten und Lebensstile auszuprobieren, um zu sehen, welche passen. Sein Verhalten ist in dieser Zeit verständlicherweise unberechenbar, und angesichts der Vielzahl von Ideen und

Einflüssen, denen er ausgesetzt ist, erstaunt es nicht, daß manchmal Verwirrung eintritt. Es können wilde Stimmungsumschwünge auftreten, so daß er in einem Augenblick voller Enthusiasmus ist und im nächsten in tiefste Verzweiflung fällt. Keiner dieser Zustände hält lange an, aber so lange er währt, fühlt der Jugendliche seine Emotionen äußerst intensiv und befindet sich meist in einem elenden Zustand, den man nur als chronische Ungewißheit bezeichnen kann.

Scleranthus ist die Bachblütenessenz für diesen Zustand von Unentschlossenheit und ständiger Veränderung. Weitere Blütenessenzen könnten nützlich sein, wenn eine besondere Stimmung gegenwärtig in den Vordergrund getreten ist. Zum Beispiel ist die eigenartige Jugendschwermut, die Heranwachsende aus heiterem Himmel überfällt und gänzlich ohne Motiv zu sein scheint, eine sichere Indikation für *Mustard*. Bei Selbstmitleid, Schmollen und Groll wird *Willow* benötigt.

Während *Scleranthus* die Blütenessenz bei Unentschlossenheit im allgemeinen ist, ist *Wild Oat* das Mittel der Wahl, wenn das Problem mit einer besonderen Angelegenheit in Verbindung steht, etwa dem Beitritt zu einer Religion oder der Wahl eines Berufes, und Verwirrung in bezug auf den einzuschlagenden Weg herrscht. Menschen im *Wild Oat*-Zustand haben gewöhnlich kein Problem damit, unbedeutendere Entscheidungen zu treffen, was sie von den *Scleranthus*-Menschen unterscheidet. Andere Jugendliche haben vielleicht durchaus eigene Vorstellungen davon, was sie tun oder sein möchten, aber dennoch bitten sie ständig andere um Bestätigung und Rat. Es ist, als trauten sie ihrer eigenen Fähigkeit, eine richtige Wahl zu treffen, nicht. Für sie wäre *Cerato* vorzuziehen, denn sie wissen, was sie wollen, und benötigen lediglich Hilfe, um ihre Absichten in die Tat umzusetzen.

Heranwachsende Jugendliche werden sich auch in ganz besonderem Maße der körperlichen Veränderungen bewußt, die sie durchlaufen. Die Tatsache, daß Arme und Beine schneller wachsen als der Rumpf, führt zu der typischen schlaksigen Haltung vieler Teenager. Die eventuell verzögerte sexuelle Entwicklung und der zunächst ausbleibende erste Bartwuchs kann einem jungen Mann peinlich sein, dessen Freunde sich bereits rasieren. Diese Unzufriedenheit mit der eigenen Erscheinung kann die Ursache für Verzweiflung und Selbsthaß sein. *Gorse* ist die Blütenessenz für ersteres, *Crab Apple* für letzteres.

In einigen, zum Glück seltenen Fällen nimmt die Verwirrung so krasse Formen an, daß der Teenager mit dem Gedanken spielt, sich das Leben zu nehmen. Selbstmorde kommen übrigens eher bei männlichen als bei weiblichen Jugendlichen vor. Manchmal gibt es eine benennbare Ursache für Selbstmordgedanken, etwa die Auflösung der Familie oder ein sehr starkes Minderwertigkeitsgefühl. Es kann aber auch vorkommen, daß die wimmelnden Emotionen des Jugendlichen aus offensichtlich belanglosem Anlaß eine Verstimmung verursachen und er angesichts einer nicht bestandenen Prüfung oder eines anderen relativ geringfügigen Problems völlig den Blick für die Proportionen verliert. Auf jeden Fall sollte eine Selbstmordankündigung ernst genommen werden. Lassen Sie sich niemals dazu verleiten, sie zu ignorieren oder als Bitte um Beachtung abzutun. Das gilt selbstverständlich in noch stärkerem Maße nach einem Selbstmordversuch. Dieser Hilferuf könnte der letzte sein, den der Jugendliche jemals äußert. Obwohl Sie Selbstmordgedanken mit *Cherry Plum* lindern können, sollten Sie zusätzlich dringend die sachkundige Hilfe eines Psychologen in Anspruch nehmen. Die Bereitschaft, Risiken einzugehen, ist ein allgemeines Charakteristikum Jugendlicher, aber auch dieses

Verhalten ist bei männlichen Jugendlichen etwas häufiger anzutreffen, weil es einfach als „männlich“ gilt, sich gegenseitig zu beweisen, wie gut man mit Gefahr und Risiko umgehen kann. Das häufigste Phänomen in diesem Zusammenhang ist das Experimentieren mit Drogen. Dazu gehören Alkohol und Nikotin ebenso wie Cannabis, Ecstasy, Heroin, Crack und Kokain.

Die Gründe, warum Jugendliche zu Drogen greifen, sind unterschiedlich. Schüchterne Jugendliche, denen es schwer fällt, sich in Gesellschaft zum Ausdruck zu bringen, fühlen sich unter Alkoholeinfluß vielleicht befreit und eher in der Lage, zu sein wie die anderen. Andere Drogen, zum Beispiel Ecstasy, sind eng mit einem bestimmten Lebensstil und einer bestimmten Musik verbunden und dienen sozusagen als Eintrittskarte in diese Welt. Wer dazugehören möchte, ist gezwungen, die Droge als Teil des Paketes zu nehmen.

Wenn Sie vorhaben, mit einem Teenager über Drogenmißbrauch zu reden, sollten Sie bereit sein, ihm wirklich zuzuhören, und seinen Standpunkt ebenso ernst nehmen wie Ihren. Wie ich bereits angedeutet habe, sind die legalen Drogen, die von Erwachsenen nicht nur akzeptiert, sondern bisweilen sogar als eine Art Statussymbol gesehen werden, ebenso potentiell gefährlich wie die illegalen Drogen. Wenn Sie einem Teenager eine Standpauke halten, weil er zweimal in der Woche einen Joint raucht, während Sie gerade die letzte Zigarette aus dem Päckchen ziehen, das Sie sich am Morgen gekauft haben, machen Sie sich lächerlich. Auch das Argument, daß Drogenkonsum unweigerlich zu Krankheit, gesellschaftlichem Ruin und zum Tod führt, wird aus Ihrem Munde nicht besonders überzeugend wirken. Teenager sehen ihre gesunden, gesellschaftlich aktiven und lebendigen Freunde, die Drogen nehmen, und glauben eher, was sie sehen, als was die

Gesellschaft ihnen erzählt. Wenn Sie offen und aufmerksam sind, können Sie mehr über den eigentlichen Grund für die Einnahme von Drogen erfahren. Und wenn Sie diesen Grund kennen, sind Sie besser in der Lage zu erkennen, welche Blütenessenzen helfen könnten. Dem schüchternen Alkoholtrinker könnte *Mimulus* nützen. Einem Mangel an Selbstvertrauen in gesellschaftlichen Situationen kann mit *Larch* abgeholfen werden. Und *Wild Oat* könnte helfen, wenn Apathie in bezug auf Leben, Arbeit und Beziehungen den Jugendlichen zu einem Opfer der Drogen gemacht hat.

Wenn die Bereitschaft, Risiken einzugehen, zu weit getrieben wird, kann sie in Straftaten münden, wie Brandstiftung, Vandalismus, Diebstahl und sogar Gewalt gegen Menschen. Die Gründe hierfür findet man oft im Erwartungsdruck seitens der Clique, dem der Jugendliche mit der Hilfe von *Walnut* erfolgreicher widerstehen könnte. Auch Wut und Selbstmitleid kann eine Ursache sein, Wut auf die eigene Familie, die Lehrer oder die Gesellschaft im ganzen. *Willow* ist die Blütenessenz für diese negativen Emotionen. Andere Jugendliche werden vom Haß auf diejenigen motiviert, die erfolgreicher oder wohlhabender sind, besser aussehen oder was auch immer. In diesem Fall wäre *Holly* auszuwählen. *Beech* könnte verabreicht werden, um denjenigen zu helfen, denen es an Toleranz anderen Menschen und Lebensweisen gegenüber mangelt. Teenager, die rassistische Gewalttaten begehen, sind offensichtliche Fälle für die Behandlung mit *Beech*. Kriminelles Verhalten kann auch ein Ausdruck von Hoffnungslosigkeit sein, zum Beispiel wegen des Mangels an Arbeitsmöglichkeiten oder des Verfalles der Familie. Um diesen Gefühlen entgegenzuwirken, kann, abhängig von ihrer Stärke und genauen Art, *Gorse* oder *Sweet Chestnut* verabreicht werden. Jugendliche, die wiederholt straffällig werden, könnten *Chestnut Bud* benötigen, das ihnen hilft, zu lernen und weiterzugehen.

Dieselben extremen Reaktionen kann man auch bei den Jugendlichen erkennen, die etwas zum Besseren verändern wollen. Diese Idealisten lehnen alles ab, was sie als Heuchelei und unnötigen Kompromiß ansehen, und zögern nicht, es zu verurteilen, besonders bei ihren Eltern. Ihre Ungeduld angesichts der bestehenden Zustände und gegenüber älteren Menschen, die den Status quo unterstützen, könnte mit *Impatiens* gemäßigt werden. Die Teenager, welche selbstgerecht und arrogant nur ihre eigenen Überzeugungen gelten lassen, können durch *Beech* nachgiebiger werden. Ansonsten ist *Vervain* die Blütenessenz für die Art von Einsatz und Enthusiasmus, die zu Fanatismus führen kann.

In all diesen Fällen besteht das Ziel der Behandlung darin, dem hitzigen Jugendlichen zu helfen, andere Seiten der Probleme zu sehen und gegensätzliche Standpunkte zu verstehen, auch wenn er sie nicht teilen kann. Keinem Jugendlichen soll sein Idealismus genommen werden. Idealismus besitzt eine kräftige Schönheit, wenn er natürlicher Gerechtigkeit und Ehre dient. Abgestumpfte Erwachsene können sich eine Scheibe abschneiden von der Einfachheit, der Offenheit und dem Einsatz, mit denen Jugendliche eine Sache unterstützen.

Prüfungen und Schulabschluß

Das Konkurrenzdenken, von dem die Schulzeit ohnehin geprägt ist, wird noch betont, wenn es um Prüfungen geht. Zunächst mögen viele Jungen Prüfungen für unwichtig halten, aber je älter sie werden, desto stärkere Auswirkungen haben Prüfungsergebnisse, nicht nur auf

Prestige und Selbstbild, sondern auch auf die Berufswahl und damit auf die unmittelbare Zukunft. Wenn Sie bedenken, daß der Besuch einer Universität oder der Beginn einer Karriere in 99 Prozent aller Fälle von den Noten im Schulzeugnis abhängt, ist es nicht verwunderlich, daß Prüfungsangst ein weitverbreitetes Phänomen ist.

Was immer auch die daran Leidenden denken mögen, es gibt keine Beziehung zwischen Fähigkeit und Angst. Auch die besten Schüler können Prüfungsangst haben, und Menschen, die mit absoluter Zuversicht in ihre Prüfungen rauschen, schneiden längst nicht immer so gut ab, wie sie es sich vorgestellt haben. Dennoch kann extreme Prüfungsangst die Leistung beeinträchtigen und das Leben zeitweise sehr unangenehm machen. Zum Glück gibt es eine Anzahl bewährter Techniken, mit deren Hilfe man sich auf Prüfungen vorbereiten und Prüfungsangst überwinden kann. Und die Bachblütenessenzen können natürlich ebenfalls sehr hilfreich sein.

Rescue Remedy ist vermutlich die bekannteste Bach-Essenz gegen Prüfungsangst. Sie ist bei Bedarf schnell zur Hand und enthält alle Blütenessenzen, die Menschen in Krisensituationen brauchen: *Rock Rose* gegen Panik, *Star of Bethlehem* gegen Schock und *Impatiens* gegen Aufregung. Auch *Larch* hat einen guten Ruf als Mittel gegen Prüfungsangst, da es die Wiederherstellung des Selbstvertrauens fördert. Manche Schüler nehmen ein Fläschchen der entsprechenden Bachblütenmischung zusammen mit ihrem Schreibzeug mit in den Prüfungsraum. Das ist eine gute Idee, die zu übernehmen sich lohnt. Sie ändert allerdings nichts an der Tatsache, daß man gut daran tut, bereits einige Zeit vor der Prüfung mit der Bekämpfung der Prüfungsangst zu beginnen.

Der ideale Prüfungskandidat wird einen Plan machen, bevor er anfängt, sich den Prüfungsstoff einzupauken, und er wird sich an diesen Plan halten. Der Plan sollte klare Ziele enthalten, jedes deutlich mit einem Datum markiert, bis zu dem es erreicht sein sollte. Es ist viel leichter, nach einem Plan zu arbeiten,der in Französisch regelmäßige Verben für Mittwoch vorsieht, unregelmäßige Verben für Freitag und den Konditional für Sonntagnachmittag, als zu versuchen, Französisch irgendwann nächste Woche zu machen. Der Plan sollte auch Zeit für Ruhe und Entspannung vorsehen, möglichst als Belohnung für eine gründlich und rechtzeitig vollbrachte Aufgabe. Außerdem ist es eine gute Idee, in jedem Fach mit dem interessantesten Thema zu beginnen oder, wenn das nicht möglich ist, mit dem leichtesten.

Eine Technik, die das Lernen sehr erleichtert, besteht darin, sich ans Denken zu erinnern. Das klingt vielleicht selbstverständlich, aber es geschieht nur allzu leicht, daß man die eigenen Aufzeichnungen mechanisch liest und auf Seite 20 angekommen nicht die leiseste Ahnung hat, was auf Seite 19 stand, geschweige denn auf Seite 1. Dies kann man am besten dadurch verhindern, daß man sich beim Lesen weitere Notizen macht, was nicht bedeutet, Dinge Wort für Wort von der Originalaufzeichnung abzuschreiben, sondern vielmehr, sie zu umschreiben, ein Prozeß, der den Geist zwingt, das Thema noch einmal zu durchdenken. Es ist auch gut, immerzu Fragen zu stellen, etwa: „Würde Soundso diesem Punkt zustimmen? Gibt es Ausnahmen von dieser Regel?“ Der Schüler, der die gelesenen Dinge in Frage stellt, wird sich an weit mehr erinnern als derjenige, der versucht, ein Buch auswendigzulernen.

Am Abend vor der Prüfung sollte der Kandidat so gut vorbereitet sein, daß er sich entspannen, ein wenig fernsehen oder einen Roman lesen und gut schlafen kann. Selbst wenn er noch nicht ausreichend vorbereitet ist, sollte er nicht auf die Idee kommen, die ganze Nacht aufzubleiben, um sich noch in letzter Minute etwas einzupauken, denn das würde vermutlich das Gegenteil bewirken. Wenn er seine Aufzeichnungen ein letztes Mal überprüfen möchte, sollte er sich nur mit Themen beschäftigen, die er bereits gelernt hat.

Natürlich gibt es genug Menschen, die nicht in der Lage sind, diesem idealen Plan in allen Punkten gerecht zu werden. Wenn Sie dazugehören, haben Sie eine Reihe von Möglichkeiten, sich selbst zu helfen. Zuerst müssen Sie gegen jede Tendenz ankämpfen, die Sie auf den Gedanken bringen könnte, einfach aufzugeben. Vielleicht haben Sie festgestellt, daß das Thema schwerer ist, als Sie erwartet haben, oder Sie haben bei Prüfungen in der Vergangenheit schlecht abgeschnitten und glauben nun, daß Sie keine Prüfung bestehen können. Folgende Bachblütenessenzen können in diesem Fall helfen: *Larch* gegen den Mangel an Selbstvertrauen; *Gentian* gegen die Mutlosigkeit; *Chestnut Bud*, wenn die früher nicht bestandenen Prüfungen auf dieselbe geistige Haltung Ihrerseits zurückzuführen sind. Vielleicht erschreckt Sie allein der Gedanke daran, was das Nicht-Bestehen der Prüfung für Ihre zukünftige Karriere bedeuten könnte. *Mimulus* kann in diesem Fall sicherlich helfen. Sie können aber auch *Gentian* in Betracht ziehen, das Ihnen helfen wird, sich der Herausforderung mit mehr Optimismus zu stellen, und wiederum *Larch*, das nicht nur Ihr Vertrauen in Ihre eigenen Fähigkeiten stärken wird, sondern Ihnen auch den nötigen Mut gibt, um es mit Erfolg oder Mißerfolg aufzunehmen. Schließlich ist eine nicht bestandene Prüfung nicht das Ende des Lebens, und die Geschichtsbücher sind voll von berühmten, kreativen und erfolgreichen Männern, deren Karriere damit begann, daß sie durch eine wichtige Prüfung gefallen sind.

Wenn das wochenlange Pauken Sie müde und erschöpft gemacht hat, ist *Olive* die Blütenessenz, die Ihre Kraft zurückbringt. Einer anderen Form von Müdigkeit, die Sie nach langem Schlaf voller Lustlosigkeit aufwachen läßt, unfähig, sich wieder hinter ein Buch zu klemmen, kann *Hornbeam* abhelfen. Diese Müdigkeit ist eher geistiger als physischer Natur, und sie vergeht, sobald Sie fest entschlossen sind, wieder an die Arbeit zu gehen. Und wenn Sie weiterarbeiten, obwohl Sie sich wirklich erholen müßten, könnte *Oak*, *Rock Water* oder *Vervain* angezeigt sein: *Oak*, wenn Sie sich gnadenlos weiterhin abmühen; *Rock Water*, wenn Sie mit einer falsch verstandenen Vorstellung von Selbstdisziplin zuviel tun; *Vervain*, wenn Enthusiasmus und große geistige Energie für Ihr Verhalten verantwortlich sind.

Es gibt noch eine ganze Reihe weiterer Techniken, die Sie vor oder während einer Prüfung anwenden können. David Acres erwähnt in seinem Buch *How to Pass Exams Without Anxiety* viele davon, zum Beispiel:

Sprechen Sie positiv mit sich selbst. (Negativen Gedanken kann abgeholfen werden mit *Gentian*, *Larch*, *Willow* oder *Heather* – oder vielen anderen Blütenessenzen, abhängig von der genauen Art des anzugehenden geistigen Zustandes.)

Stellen Sie sich auf beängstigende Situationen ein, bevor sie entstehen. (*Mimulus* ist die Blütenessenz gegen bekannte Ängste, *Aspen* gegen vage, unbegründete Befürchtung und *Rock Rose* gegen Panik.)

Denken Sie an die nächste zu vollbringende Aufgabe, statt an einige vage Endresultate in der fernen Zukunft. (*Clematis* kann bei dieser Tendenz helfen.)

Denken Sie an die Gegenwart statt an die Zukunft. (Wird von *Honeysuckle* bestärkt.)

Konzentrieren Sie sich auf Dinge, die Sie ändern können, statt sich um Dinge zu sorgen, die außerhalb Ihrer Kontrolle liegen. (*White Chestnut* ist die Blütenessenz gegen unbeherrschte und unerwünschte Gedanken.)

Lernen Sie Entspannungstechniken. (Wenn es Ihnen schwer fällt, sich zu entspannen, weil Sie zu viel Elan haben, könnte *Vervain* helfen.)

Hören Sie auf, sich beunruhigende Gedanken zu machen. (*White Chestnut* oder *Agrimony*, wenn Sie Ihre Sorgen hinter einem Lächeln verbergen.)

Entwickeln Sie einen ausgewogenen Lebensstil. (Viele Blütenessenzen können hier helfen, abhängig von Ihrer Persönlichkeit. *Scleranthus* hilft, wenn Sie häufigen Stimmungsumschwüngen unterworfen sind.)

Wie die Indikationen in Klammern andeuten, können viele der Bachblütenessenzen direkt mit David Acres Vorschlägen verbunden werden.

Die bisher in Verbindung mit Prüfungen besprochenen Probleme betreffen Mädchen ebenso wie Jungen. Aber die Art von Verhalten, die ein Durchfallen absichtlich herausfordert, ist weit mehr unter männlichen als unter weiblichen Schülern verbreitet. „Ein richtiger Junge" zu sein heißt, sich nicht zuviel Mühe mit dem Lernen zu geben und sich keine unnötigen Sorgen um akademische Angelegenheiten zu machen. In ihrem Wunsch, nicht wegen eines Mangels an männlichen Eigenschaften ausgegrenzt zu werden, neigen besonders heranwachsende Jungen dazu, aus dem Durchfallen eine Tugend zu machen. Es beweist zumindest, daß sie unabhängig sind und keine Angst davor haben, was ihre Eltern oder Lehrer sagen werden. Die Tatsache, daß ihre Anpassung an einen zweifelhaften Männlichkeitskult selbst auf Angst beruht – der Angst, sich von den anderen in einer Gruppe zu unterscheiden – bleibt natürlich weitgehend unbemerkt.

Mimulus ist die Blütenessenz zur Behandlung von Ängsten, die man benennen und analysieren kann, aber andere Blütenessenzen könnten in diesem Fall ebenso nützlich sein. *Walnut* ist zum Beispiel die Blütenessenz, um Bindung zu zerbrechen. Sie hilft Menschen, sich von dem unerwünschten Einfluß durch andere zu befreien, der sie am Erfolg hindert. *Centaury* könnte denjenigen nützen, welche dazu neigen, dem schlechten Beispiel anderer zu folgen, statt zu ihren eigenen Prinzpien zu stehen, und *Wild Rose* wäre zu verabreichen, wenn vorgetäuschte Apathie und Fatalismus zur Gewohnheit geworden sind.

Unvermeidlich wird der Tag kommen, an dem die Prüfungen längst vorbei sind und die Ergebnisse eintreffen. Wenn alles gut bestanden wurde, folgen aufregende Vorbereitungen für die Universität oder den Beginn der Berufstätigkeit. Die Dinge liegen ernster, wenn die Prüfungen nicht wie erhofft ausgefallen sind. In diesem Fall ist es normal, sich entmutigt zu fühlen (*Gentian*) und vielleicht das Handtuch zu werfen, ohne es erneut zu versuchen (*Gorse*). Häufig stellen sich auch Schuldgefühle und nutzloses Bedauern ein. Hätte der Schüler nur mehr gearbeitet, öfter den Unterricht besucht oder früher für die Prüfungen zu lernen begonnen, wäre vielleicht alles anders gelaufen. Auch die Leichtsinnigen mögen nun anfangen, sich darüber Gedanken zu machen, was ihre Lehrer und Eltern von ihnen halten, und sich irgendwie schuldig fühlen. *Pine* ist die Blütenessenz für Schuldgefühl, und *Honeysuckle* behandelt Bedauern über eigene vergangene Handlungen. Für diejenigen, die sich selbst leid tun oder sauer sind, weil andere Schüler besser abgeschnitten haben als sie, sollte man *Willow* wählen. *Rock Water* kann Menschen helfen, die finden, daß es ihnen nicht gelungen ist, ihren hohen Anforderungen an sich gerecht zu werden, und *Heather* ist für diejenigen, welche jedes Gefühl für Proportion verloren haben und ihre oft kleinen Mißerfolge für größer halten als die eines jeden anderen. Schließlich könnten Menschen, die wirklich das Gefühl haben, nun sei ihre Zukunft zerstört, *Sweet Chestnut* versuchen, die Blütenessenz für äußerste Qual und Verzweiflung. Es ist außerdem möglich, daß junge Menschen in diesem geistigen Zustand zusätzliche Hilfe benötigen.

In der Zeit nach einer nicht bestandenen Prüfung sind die Bachblüten deshalb so nützlich, weil sie dem Leidenden erkennen helfen, daß die Welt nicht untergeht, wenn er durch diese oder sämtliche Prüfungen fällt. Vielleicht führt das zu einem völlig neuen Anfang, dazu, daß er die Richtung wechselt und etwas ganz anderes und vielleicht viel lohnenderes mit seinem Leben anfängt. Jetzt geht es darum, alle offenstehenden Möglichkeiten zu untersuchen, und mit Hilfe der Bachblüten wird er imstande sein, eher früher als später damit zu beginnen.

KAPITEL 2 – SEXUALITÄT

Erste Erfahrungen mit Sexualität

Heranwachsende Jungen sind sehr viel stärker an Sex und eventuellen Sexualpartnern interessiert, als die meisten von ihnen zugeben wollen. Aber auch wenn sie rein theoretisch Experten in der Technik des Liebesaktes sind, haben nur wenige junge Männer eine Vorstellung davon, wie sie Mädchen nahekommen können. Und andere haben vielleicht zusätzlich das Gefühl, daß sie sich gar nicht zu Mädchen hingezogen fühlen, sondern zu anderen Männern. Die meisten (wahrscheinlich alle) jungen Männer, ganz ungeachtet ihrer Ausrichtung, beschäftigen sich mit Masturbation als einer schnellen Möglichkeit zu sexueller Befriedigung, ohne die Notwendigkeit, sich mit den Problemen zu befassen, die eine Sexualpartnerschaft unvermeidlich mit sich bringen würde.

Ungeachtet dessen, was die Volksweisheit androht, verursacht Masturbation weder Blindheit noch Wahnsinn oder Pickel. Sie ist allerding mit einer Menge gesellschaftlicher Tabus belegt, Tabus, die interessanterweise besonders in der Männerwelt gepflegt werden. „Wichser“ ist eine gängige Beleidigung unter Männern. All das und außerdem die Angst, beim Masturbieren erwischt zu werden, führt zu diversen psychologischen Problemen.

Grundloses Schuldgefühl ist eine sehr häufige Reaktion, und *Pine* ist die Blütenessenz, um dieses Gefühl zu mildern. *Mimulus* kann immer dann eingesetzt werden, wenn jemand naiverweise glaubt, daß Masturbation ihm schaden wird. Wenn lediglich ein vages Gefühl der Unsicherheit und Angst besteht, könnten dieselben abergläubischen Überzeugungen verdrängt worden sein, so daß kein spezifischer Grund mehr zu erkennen ist. *Aspen* wäre die Blütenessenz für diese verlagerte Angst.

Auch wenn sie bereits eine sexuelle Beziehung eingegangen sind, masturbieren viele Männer weiter. Dann können Schuldgefühle gegenüber der Partnerin oder dem Partner auftreten, die oder der dies als persönliche Beleidigung oder Ablehnung auffassen könnte. Denn schließlich gibt es keinen Grund zu masturbieren, wenn einem der Sex mit dem Partner gut gefallen hat. Manche denken auch, daß das Masturbieren ohne offensichtliche Notwendigkeit ein Zeichen für moralische Schwäche oder der Beweis für Unreife ist. Wie auch immer, es gibt keinen Beweis dafür, daß Masturbation in irgendeiner Lebensphase schadet oder andere Formen von Sex stört. Folglich gibt es auch keinen Grund, sich deswegen zu schämen oder schuldig zu fühlen.

Die erste Erfahrung mit nicht-onanistischem Sex kann allzu leicht eine enorme Enttäuschung, sogar eine Demütigung sein, besonders wenn beide Partner unerfahren sind. Wenn sie sich auch auf einer anderen Ebene etwas bedeuten, wird dies weniger wahrscheinlich der Fall sein, aber oft ist Sex eben nur der nächste Schritt, den man glaubt, tun zu müssen. Also wird die nächstbeste Gelegenheit ergriffen, auch wenn keinerlei emotionale Bindung besteht.

Manchmal kann die Erfahrung so schlimm sein, daß *Star of Bethlehem*, die Blütenessenz gegen Schock, oder *Rescue Remedy* benötigt werden könnten. *Crab Apple* wäre zu wählen, wenn der Mann oder seine Partnerin sich von ihrer eigenen Sexualität beschmutzt oder angewidert fühlen. Diese Gefühle sind jedoch selten, und meistens beschränken sich die negativen Reaktionen auf das erste Mal auf Enttäuschung und Niedergeschlagenheit (*Gentian*), Selbstvorwürfe und Schuldgefühl (*Pine*) und Angst vor Schwangerschaft und durch Sex übertragbare Krankheiten oder, banaler, Angst, von den Eltern erwischt zu werden. *Mimulus* ist die Blütenessenz für diese bekannten Ängste.

Auch der junge Mann, dem es nicht gelingt, ein „erstes Mal“ herbeizuführen, hat ein Problem. Er könnte sauer sein auf andere, die so viel besser abschneiden. Wenn der unberührte Zustand länger andauert, verliert der junge Mann eventuell sein Selbstvertrauen und glaubt, daß es ihm nie gelingen wird, eine Partnerin anzuziehen. *Larch* ist die Blütenessenz, die ihm sein Selbstvertrauen wiedergibt. Von den anderen Persönlichkeitstypen, die Dr. Bach benannt hat, könnten besonders *Water Violet*-Menschen Probleme haben, einen Partner kennenzulernen, da ihre natürliche stille Art und Zurückhaltung sie unnahbar und an anderen uninteressiert erscheinen läßt. Die Blütenessenz kann ihnen helfen, sich zu entspannen und geselliger zu werden, natürlich nur, wenn sie es wünschen.

Der gesellschaftliche Zwang, als sexuell aktiv zu gelten, ist so stark, daß viele junge Männer versucht sind, ihre Unberührtheit zu verbergen, wenn sie ihnen peinlich wird. Wenn es ihnen eine Verlegenheit erspart, lachen und albern sie lautstark über erfundene Partnerinnen. *Agrimony* könnte die richtige Blütenessenz für einen Menschen sein, der wegen seiner Unfähigkeit, eine Partnerin zu finden, leidet und seinen Schmerz auf diese Weise verbirgt.

Die Probleme des Unberührten sind nichts im Vergleich zu denen des jungen Homosexuellen. Obwohl die Verfechter des Schwulenrechtes viele Jahre lang einen politischen Kampf geführt haben, besteht kein Zweifel daran, daß die Gesellschaft insgesamt der Homosexualität wenig tolerant gegenübersteht. Allzuviele Menschen behaupten zwar, Schwule seinen Menschen wie alle anderen, verabscheuen aber gleichzeitig jedes offene Zeichen der Zuneigung zwischen Liebenden des gleichen Geschlechts und bestehen darauf, daß die ganze Sache, wie jedes andere Verbrechen, im Verborgenen vor sich gehen sollte. Dies ist um so sonderbarer, als eine Studie nach der anderen bewiesen hat, daß es für einen sonst heterosexuellen Mann ganz normal ist, sich als Jugendlicher eine Zeitlang zum eigenen Geschlecht hingezogen zu fühlen. Vermutlich gehören viele der heftigsten Kritiker von Homosexualität zu denen, die eine solche Phase erfahren haben und dies nun eifrig verdrängen.

All das drängt viele junge Homosexuelle in ein Leben voll unnötiger Täuschung, Angst und Ungewißheit. Das ist um so schlimmer, als ihnen ihre Erziehung in aller Regel das Bedürfnis eingeprägt hat, ein echter Mann nach dem altüberlieferten heterosexuellen Muster zu sein. Die Hetero-Welt täte gut daran, über den Mut nachzudenken, den es bedarf, sich selbst treu zu sein, während der Rest der Welt darauf besteht, daß man etwas ganz anderes ist.

Die Bachblütenessenzen heilen Homosexuelle natürlich nicht von ihrer Homosexualität. Das ist auch gar nicht möglich, weil Sexualität kein Zustand von Krankheit oder Gesundheit ist, sondern ein Ausdruck der eigenen Art. Da die ganze Philosophie der Blütenessenzen darin besteht, dem Menschen zu helfen, in Übereinstimmung mit seiner eigenen Persönlichkeit und seinen Wünschen zu leben, soll die Behandlung Homosexueller ihnen helfen, ihre Ausgewogenheit zu bewahren und ihren eigenen Weg zu gehen, frei von Schuldgefühl, Schmerz und negativen Emotionen jeder Art.

Scleranthus hilft den Menschen, die feststellen, daß das Zweifeln an ihrer eigenen Sexualität ihre Fähigkeit, Entscheidungen zu treffen, lähmt.

Cerato ist für diejenigen, die ihre eigene Meinung zwar kennen, denen es aber an der nötigen Überzeugung fehlt, um ihren eigenen Weg zu gehen, und die ihren eigenen Schlußfolgerungen mißtrauen. Folglich bitten sie immer andere um Rat und sind schließlich verwirrter denn je.

Walnut kann helfen, vergangene Bindungen und Gewohnheiten zu überwinden, welche die Entdeckung einer sexuellen Neigung problematischer als nötig machen.

Mimulus ist für diejenigen, die Angst davor haben, daß ihre Homosexualität bekannt wird, weil sie dann vielleicht ihre Freunde verlieren, oder weil Eltern, Arbeitgeber, Lehrer oder sonstige Autoritätspersonen negativ reagieren könnten.

Wenn das Problem in der eventuellen Wirkung liegt, welche die Erklärung auf das Glück von Nahestehenden haben könnte, ist *Red Chestnut* vorzuziehen.

Pine heilt die Schuldgefühle, die man haben mag, weil man andere Menschen verletzt oder ihre Erwartungen enttäuscht hat.

Gentian wäre eine Hilfe für die Männer, deren Vorhaben, sich als Homosexuelle zu bekennen, durch irgendeinen Rückschlag zunächst verhindert wird.

Nach all dem soll betont werden, daß für die große Mehrzahl der Männer die Entdeckung von Sex eine aufregende und überwiegend freudige Erfahrung ist, ganz ungeachtet ihrer sexuellen Orientierung oder des Zeitpunktes, zu dem sie diese Entdeckung machen. Die Bachblütenessenzen stehen immer zur Verfügung, aber man sollte keinesfalls Probleme suchen, wo es keine gibt.

Empfängnisverhütung

Es gibt zwei Gruppen von empfängnisverhütenden Maßnahmen oder Mitteln. Die erste und größte Gruppe besteht aus Verhütungsmaßnahmen, die von Frauen getroffen werden. Sie sind folgend aufgeführt, in Klammern die ungefähren Mißerfolgsquoten. Die Mißerfolgsquote bezeichnet den Prozentsatz an Frauen, die jährlich schwanger werden, während sie sich auf eine bestimmte Methode verlassen.

Spirale (1,5 %)
Pessar (2 %)
Pille am Morgen danach (4 %)
Pille (0,3 % bis 1,5 %, abhängig von der Art)
Knaus-Ogino-Methode (bis zu 15 %)
Patentex oder Ortho-Gel (12%)
Sterilisation (0,13 %)

Für die folgenden drei Methoden sind gewöhnlich die männlichen Partner zuständig:

Kondome (4 %)
Sterilisation des Mannes (0,02 %)
Koitus interruptus (35 %)

Im gewissen Sinne ist dies eine künstliche Unterteilung, denn in einer idealen Welt würden Paare nach sorgfältiger Erwägung aller Faktoren gemeinsam eine Form der Empfangsverhütung wählen. Aber da sich dieses Buch an Männer wendet, werden wir uns auf die letzten drei Methoden konzentrieren.

Sterilisation ist die sicherste Methode, wenn man lediglich die Schwangerschaftsverhütung betrachtet. In der

Praxis steht sie jedoch nur dem älteren Mann zur Verfügung, der die Ärzte davon überzeugen kann, daß er bereits alle Kinder hat, die er sich je wünschte und wünschen wird.

Auch wenn die Durchtrennung des Samenleiters in einigen Fällen rückgängig gemacht werden kann, liegt die Mißerfolgsquote für ein solches Umkehren sehr hoch. Männer, die eine Sterilisation erwägen und sich nicht entscheiden können, ob sie es machen sollten oder nicht, könnten *Scleranthus* versuchen, das ihnen helfen wird, die Dinge klarer zu sehen.

Die Operation an sich ist einfach und wird gewöhnlich, wenn keine medizinische Komplikation vorliegt, unter örtlicher Betäubung und ambulant durchgeführt. Die Fähigkeit, eine Erektion zu erhalten, zum Orgasmus zu kommen und zu ejakulieren, wird davon nicht beeinträchtigt, und die meisten Männer sagen, daß sich ihr Liebesleben nach der Operation verbessert hat. Sehr wenige (ungefähr 2%) sagen das Gegenteil. Für sie wäre es sicher gut, es mit den Bachblütenessenzen zu versuchen, um die wahrscheinlich eher psychisch als physisch bedingte Behinderung zu korrigieren.

Der Koitus interruptus ist die am wenigsten befriedigende Methode der Empfängnisverhütung. Wie achtsam der Mann seinen Penis auch zurückzieht, bevor er zum Orgasmus kommt, er kann nie sicher sein, daß nicht bereits Sperma ausgetreten ist. Außerdem besteht das Risiko des falschen Zeitpunktes. Es ist nicht immer so leicht, einen Orgasmus zu ermessen, und in der Leidenschaft des Augenblicks könnte die Versuchung, noch eine halbe Sekunde weiterzumachen, unwiderstehlich sein. Die Tatsache, daß der erste Samenerguß am fruchtbarsten ist, macht jede Verzögerung zusätzlich gefährlich. Und obwohl das Gerede von physischen und geistigen Problemen durch den Koitus interruptus ziemlich sicher jeder Grundlage entbehrt, kann er dem Ende des Liebesspiels ein überstürztes und künstliches Gefühl geben und bietet außerdem keinen Schutz vor sexuell übertragbaren Krankheiten.

Bleibt also das Kondom – für die meisten Männer die einzige Form der Empfängnisverhütung, mit der sie in Kontakt kommen. Das Präservativ, das aus der Zeit des Römischen Reiches stammt, erfreut sich augenblicklich einer Renaissance im Fernsehen, bei Jeansherstellern, Plattenproduzenten und Jugendorganisationen, die alle ihr bestes tun, um es populär zu machen. Die Gründe für diese Bemühungen sind natürlich Aids und die HI-Viren. Das Kondom ist das einzige Mittel zur Empfängnisverhütung, das begrenzten Schutz gegen die Übertragung von HIV bietet, wobei der Sicherheitsgrad sich noch erhöht, wenn Kondome in Verbindung mit Patentex oder Ortho- Gel benutzt werden.

Bevor es zum Werbestar wurde, war das Kondom viele Jahre lang das am wenigsten populäre Mittel zur Empfängnisverhütung – weil es als einziges den Männern statt den Frauen Umstände bereitet, wie Feministinnen behaupten. Da ist natürlich was dran, aber man muß auch sagen, daß es eben nicht besonders sinnlich oder romantisch ist, wenn man mitten in einer leidenschaftlichen Umarmung eine Alufolie öffnen und ein Stück Gummi entfalten muß. Darüber hinaus bewirkt ein Kondom einen leichten aber merklichen Verlust von Empfindung am Penis, und es ist nicht so sicher wie andere Formen der Empfängnisverhütung, etwa die Pille, die Spirale und das Pessar.

Dennoch ist es schon allein wegen Aids wichtig, daß jeder, der sich nicht in einer streng monogamen, langfristigen und gefestigten Beziehung befindet, Kondome benutzt. Männer, die den Gebrauch eines Kondoms ablehnen, benehmen sich sehr dumm und bringen sich und ihre

Partnerin in Gefahr. Und da die Mißerfolgsquote von Kondomen zum Teil auf Zerreißen und andere vermeidbare Unfälle zurückzuführen ist, lohnt es sich, die richtige Anwendung zu lernen.

Benutzen Sie Kondome mit Patentex oder Ortho-Gel.

Drücken Sie vor dem Gebrauch die Luft aus dem Reservoir an der Spitze des Kondoms. Wenn Sie dies versäumen, besteht die Möglichkeit des Zerreißens.

Benutzen Sie extrastarke Kondome statt sehr dünner. Sie bieten besseren Schutz.

Legen Sie das Kondom an, sobald Sie eine Erektion haben und in jedem Fall, bevor Sie sich einer Penetration nähern.

Halten Sie den unteren Rand des Kondoms fest, wenn Sie sich von Ihrer Partnerin zurückziehen, um ein Auslaufen zu verhindern.

Benutzen Sie kein Kondom, dessen Verpackungsfolie beschädigt oder dessen Verfallsdatum überschritten ist.

Kratzen oder zerren Sie Kondome nicht mit Fingernägeln, Zähnen und so weiter.

Wenden Sie keine Öle oder andere Gleitmittel auf Kondomen an, wenn sie nicht speziell zu dem Zweck bestimmt sind (einige Öle greifen das Gummi an und erhöhen die Wahrscheinlichkeit des Zerreißens).

Gebrauchen Sie nicht mehr als einmal dasselbe Kondom.

Manche Männer benutzen jahrelang Kondome, ohne diese einfachen Regeln zu beachten, die noch dazu auf jedem Kondompäckchen gedruckt stehen. Wenn auch Sie zu dieser Sorte Männer gehören, sollten Sie es mit *Chestnut Bud* versuchen und sich das nächste Mal etwas mehr Mühe geben.

Sexuell übertragbare Krankheiten

Die Tatsache, daß sexuell übertragbare Krankheiten durch Geschlechtsverkehr erworben werden, und insbesondere durch gelegentlichen oder promiskuitiven Geschlechtsverkehr, hat ihnen eine besondere Bedeutung verliehen. Wenn Sie sich mit Grippe oder Gelbfieber angesteckt haben, werden Sie sich bedauern; wenn sie sich mit einer sexuell übertragbaren Krankheit angesteckt haben, schämen Sie sich wahrscheinlich auch noch.

Wer den Verdacht hat, sich eine sexuell übertragbare Krankheit eingefangen zu haben, sollte so schnell wie möglich ärztliche Hilfe in Anspruch nehmen.

Es gibt zehn sexuell übertragbare Krankheiten, die sowohl Männer als auch Frauen betreffen können, obwohl sie mehr oder weniger geschlechtsspezifisch verbreitet sind mit häufig ausgesprochen unterschiedlichen Symptomen. Die meisten Leiden sind heilbar, und alle können mit modernen Behandlungsmethoden gelindert werden. Die zehn Krankheiten sind die folgenden:

Aids

Acquired Immune Deficiency Syndrome (erworbenes Immundefekt-Syndrom) ist die neueste und schlimmste der sexuell übertragbaren Krankheiten. Sie wird durch den HI-Virus (human Immundefekt-Virus) verursacht, der in Körperflüssigkeiten wie Samen und Blut von Mensch zu Mensch übertragen wird. Die ersten echten Anzeichen dafür, daß ein Mensch mit dem HI-Virus infiziert worden ist, können bis zu zehn Jahren nach der Ansteckung auftreten, entweder mit der Entwicklung von Vollbild-Aids, gekennzeichnet durch extremen Gewichtsverlust und eine Reihe schwerer Krankheiten, einschließlich verschiedener Krebsarten und Lungenentzündung, oder dem aidsverwandten Komplex, der verschiedene Symptome wie Gewichtsverlust, Müdigkeit und Nachtschweiß aufweist. Bis eindeutige Symptome auftreten, haben die Leidenden möglicherweise keine Kenntnis von ihrer Ansteckung, und diese lange Latenzzeit erschwert es offensichtlich, die Ausbreitung der Krankheit zu verhindern. Aids ist letztendlich in fast allen Fällen tödlich, und es gibt kein Heilmittel dagegen, obwohl man von einigen Behandlungen annimmt, daß sie den Ausbruch der Krankheit verzögern. Die mit Aids verbundenen Sekundärinfektionen können auf normale Weise behandelt werden.

In Europa und den USA ist Aids am meisten unter männlichen Homosexuellen verbreitet. In vielen anderen Teilen der Welt, einschließlich Asien und Afrika, sind es meistens heterosexuelle Männer und Frauen, die an Aids erkranken. Trotz der Mitte der achtziger Jahre verbreiteten Schreckensmeldungen ist Aids nicht übertragbar durch Toilettensitze, Besteck und Geschirr oder Küsse. Ungeschützter Sex (ohne Kondom), Analsex und Infizierung durch schmutzige Spritzen und nicht überprüfte Blutkonserven sind die Hauptinfektionswege.

Candidiasis

Candidiasis ist allgemeiner als Soor bekannt. Es handelt sich um eine Pilzinfektion, die Entzündung verursachen kann. Sie ist jedoch leicht zu behandeln und stellt keine Gefahr für die allgemeine Gesundheit dar. Viele Männer können mit Soor infiziert sein, ohne je etwas davon zu merken, bis sich bei ihrer Partnerin Symptome entwickeln.

Genitalherpes

Genitalherpes ist eine Variante der Gesichtsherpes und stellt bei Männern gewöhnlich nur ein wenig mehr als eine

Unannehmlichkeit dar. Bei infizierten Frauen sind die Symptome ernster. Wie bei Gesichtsherpes sind einmal infizierte Menschen immer für einen erneuten Befall anfällig, da Herpesviren latent im Körper schlummern, bis Streß oder Krankheit ihnen Gelegenheit zum Angriff gibt. Es gibt Behandlungsmethoden, mit denen man Genitalherpes sehr schnell heilen kann, aber infizierte Männer sollten sich auf jeden Fall bis zum vollständigem Verschwinden der Geschwüre des Geschlechtsverkehrs enthalten.

Genitalwarzen

Genitalwarzen sind für Männer nicht gefährlich, aber bei Frauen stehen sie mit Gebärmutterhalskrebs in Verbindung. Daher sollten sich beide Partner des Sex enthalten, wenn sie vermuten, daß einer infiziert ist. Es ist nicht immer leicht, die Warzen zu erkennen, da sie für das bloße Auge oft praktisch unsichtbar sind. Wenn sie sichtbar sind, erscheinen sie klein und traubenförmig, besonders im Bereich der Vorhaut.

Manchmal sind Männer versucht, Genitalwarzen mit handelsüblichen Produkten zur Beseitigung gewöhnlicher Warzen an anderen Körperstellen selbst zu behandeln. Dies ist gefährlich und sollte unter gar keinen Umständen versucht werden.

Gonorrhöe (Tripper)

Gonorrhöe ist eine der meistverbreiteten Infektionskrankheiten der Welt und kommt gleich hinter Masern. Die Symptome, die sich gewöhnlich drei bis zehn Tage nach dem Geschlechtsverkehr zeigen, sind Ausfluß aus dem Penis und Schmerzen beim Wasserlassen. Die Behandlung erfolgt routinemäßig durch Antibiotika, wichtig ist jedoch, frühzeitig für Abhilfe zu sorgen, denn sonst kann sich die Infektion ausbreiten und ihre männlichen Opfer steril machen. Die Symptome können zwar zeitweilig verschwinden, aber die Infektion selbst wird nicht von allein vergehen. Daher sollte jeder, der annimmt, infiziert zu sein, so schnell wie möglich einen Arzt aufsuchen.

Hepatitis B

Dies ist eine Infektion der Leber mit einem Virus, der durch Geschlechtsverkehr oder den Kontakt mit infiziertem Blut übertragen wird, sehr ähnlich dem HI-Virus. Die klassischen Symptome von Hepatitis B sind infolge von Gelbsucht gelbgefärbte Haut und Augen, Erschöpfung und Übelkeit. Manche Menschen haben jedoch keines dieser Symptome, und das macht es schwierig, die Ausbreitung der Infektion zu verhindern. Die meisten an Hepatitis B Erkrankten gesesen nach einer Zeit der Ruhe und einem eventuellen Krankenhausaufenthalt wieder vollständig. Es gibt aber leider auch einige wenige, die einen dauernden Leberschaden davontragen.

Nicht gonokokkische Harnröhrenentzündung

Diese Krankheit kommt bei Männern häufiger vor als bei Frauen. Die Symptome von Ausfluß aus dem Penis und Schmerz im Harnleiter beim Wasserlassen gleichen anfangs denen der Gonorrhöe. Die Symptome treten innerhalb von ein bis vier Wochen nach dem Geschlechtsverkehr auf. Die Behandlung besteht in vollständiger sexueller Abstinenz in Verbindung mit der Verabreichung antibiotischer Dosen. Es ist wichtig, sich behandeln zu lassen, denn wenn man nichts unternimmt, breitet sich die Infektion aus und kann viele Arten von Krankheit verursachen, einschließlich einer ständig wiederkehrenden Form von Arthritis.

Schanker

Diese Krankheit verursacht schmerzhafte, geschwürige Pickel, die sich eine Woche nach dem Geschlechtsverkehr am Penis bilden. Sie ist in Europa sehr selten, aber auf jeden Fall heilbar.

Syphilis

Zum Glück ist Syphilis längst nicht mehr die gefürchtete tödliche Krankheit, die sie einst war, und kann mit Penicillin vollständig geheilt werden – vorausgesetzt, sie wird früh genug diagnostiziert. Das erste Anzeichen, auf das man achten muß, ist ein Pickel auf dem Penis, der ungefähr drei Wochen nach dem Geschlechtsverkehr in Erscheinung tritt. Dieser entwickelt sich zu einem schmerzlosen, verhärteten Geschwür, das einige Wochen benötigt, um zu verschwinden, und gewöhnlich eine Narbe hinterläßt. Dieses Stadium ist als primäre Syphilis bekannt, und wenn sie jetzt behandelt wird, ist eine Heilung relativ leicht zu bewirken.

Sekundäre Syphilis stellt sich ungefähr sechs Wochen nach der Anfangsinfektion ein, wobei sich ein rötlicher Ausschlag entwickelt, der sich bis über das Gesicht ausbreitet. Zu der Zeit kann sich der Leidende mit Kopfschmerzen und Heiserkeit unwohl fühlen. Manchmal treten flache Geschwüre im Mund und dem Bereich der Genitalen auf. Diese Symptome verschwinden wieder, aber wenn die Krankheit unbehandelt bleibt, kommt es schließlich, oft erst viele Jahre später, zu tertiärer Syphilis. Dieses Endstadium wird gekennzeichnet durch geistigen Verfall und ernste Störungen von Herz, Knochen und Haut.

Trichomoniasis

Trichomoniasis ist ähnlich wie Candidiasis, wird jedoch nicht von einem Pilz, sondern von einem Geißeltierchen verursacht. Gewöhnlich kann ein Mann nur feststellen, daß er Trichomoniasis haben könnte, wenn die Diagnose bei seiner Partnerin gestellt wird. Dann werden beide mit einer einwöchentlichen Tablettenkur behandelt.

Sexuelle Enthaltsamkeit ist die sicherste Methode, um keine sexuell übertragbare Krankheit zu bekommen. Fast ebenso gut ist es, sich an eine monogame Beziehung zu halten. Und drittens gibt es noch die Möglichkeit, Vorsichtsmaßnahmen zu treffen: die Anzahl der Sexualpartner zu beschränken, niemals ohne Kondom zu lieben, auf offensichtliche Anzeichen einer Infektion bei einem neuen Sexualpartner zu achten und sofort zum Arzt zu gehen, wenn es irgendeinen Grund gibt, eine Infektion zu befürchten.

Die Bachblütenessenzen sind nicht dazu bestimmt, solche physischen Krankheiten zu behandeln, und ersetzen keine ärztliche Beobachtung. Sie können jedoch die emotionale Belastung lindern, die mit einer Ansteckung verbunden ist, zum Beispiel:

Die Angst, man könnte eine sexuell übertragbare Krankheit haben, vermag *Mimulus* zu beruhigen, so daß der Betroffene vernünftig überlegen kann, was als nächstes zu tun ist.

Wer nicht sicher ist, ob er zum Arzt gehen sollte oder nicht, könnte *Scleranthus* benötigen, um einen Entschluß zu fassen und danach zu handeln.

Menschen, die mit den Schultern zucken und ihre Symptome als etwas außerhalb ihrer Kontrolle akzeptieren, kann *Wild Rose* helfen.

Wenn man beim Arzt war und die Ängste sich als wohlbegründet herausgestellt haben, sind die Blütenessenzen wiederum zur Unterstützung da. Schuldgefühle erfordern *Pine*. Abscheu über den eigenen physischen Zustand benötigt *Crab Apple*, und Ärger auf den Menschen, von dem man sich die Krankheit zugezogen hat, wird mit *Willow* behandelt. Jemand, der sich wiederholt sexuell übertragbare Krankheiten zugezogen hat, könnte mit Hilfe von *Chestnut Bud* lernen, das Angebot von unsicherem Sex das nächste Mal abzulehnen.

Wenn Ihnen die Diagnose HIV-positiv gestellt wird, brauchen Sie alle Unterstützung und Freundschaft, die Sie bekommen können. Zahlreiche karitative und andere Organisationen unternehmen etwas, um diese Art von Unterstützung zu bieten, aber trotz Ihrer eigenen Bemühung und dem Versuch, stark zu sein und sich mit Ihrem Leiden abzufinden, werden bestimmt Zeiten kommen, in denen Sie sich deprimiert und allein fühlen.

Es gibt leider keine Wunderkuren, aber Sie sind auch nicht völlig hilflos. Viele Ärzte aus allen möglichen unterschiedlichen Traditionen akzeptieren jetzt, daß Sie mit einer positiven geistigen Einstellung eine der wichtigsten Waffen im Kampf gegen Aids haben. Es ist wichtig, daß Sie sich lieben, Sie selbst sind und Ihre Ausgeglichenheit bewahren, und dabei können die Blütenessenzen eine große Rolle spielen. Nur ein paar Beispiele:

Star of Bethlehem kann helfen, mit dem großen Schock der Diagnose fertigzuwerden.

Rock Rose wirkt gegen die Panik, die Sie davon abhalten könnte, Ihre Situation vernünftig zu überlegen.

Gorse ist angezeigt, wenn Sie in Ihrer Situation hoffnungslose Verzweiflung empfinden.

Sweet Chestnut ist für die noch dunkleren Augenblicke, wenn es keinerlei Zukunft und keinen Weg nach vorn zu geben scheint.

Wenn Sie sich bemühen, normal weiterzumachen, wie jeder andere zur Arbeit zu gehen und nach Hause zu kommen, aber dennoch fühlen, daß Ihre Kraft und Ausdauer einen Knacks bekommt, kann *Oak* Ihnen helfen, Ihren Mut wiederherzustellen.

Wild Rose ist für die Augenblicke vollständiger Apathie, wenn es keinen Zweck zu haben scheint, morgens aufzustehen. Es kann Ihnen helfen, Ihr Gefühl für den Sinn des Lebens und Ihr Interesse daran wiederzuerwecken.

Dies sind Beispiele, keine Verordnungen. Ihre augenblicklichen Reaktionen auf solch ein überwältigendes Ereignis wird sehr von Ihrer Persönlichkeit abhängen und darin, wie in allen Angelegenheiten, ist das Bach-System klar: Um ein positives Ergebnis zu erreichen, muß man zuerst den Menschen in Betracht ziehen und nicht die Krankheit.

Sexuelle Probleme

Männer legen großen Wert auf ihre Potenz, und die Fähigkeit, im Bett gut zu funktionieren, ist eng mit der männlichen Vorstellung von Erfolg in Liebe und Partnerschaft verbunden. Folglich kann jedes Nachlassen der Potenz sehr traumatisch sein, besonders, da viele Männer anzunehmen scheinen, daß ihre Fähigkeit zur Penetration das einzige ist, was im Bett eine Rolle spielt. Das ist umso bedauerlicher, als die meisten Männer irgendwann in ihrem Leben eine technische Panne haben werden.

Impotenz – die Unfähigkeit, eine Erektion zu bekommen oder aufrechtzuerhalten – kann verschiedene Gründe haben. Eine durchzechte Nacht ist ein wohlbekannter Grund, aber Überarbeitung, Müdigkeit und emotionale Probleme können eine ebenso große Auswirkung haben. Die Tatsache, daß Impotenz oft psychisch bedingt ist, zeigt sich bei Männern, die während der Erholung von einem Herzanfall eine Zeit der Impotenz durchmachen, weil sie

Angst haben, daß Geschlechtsverkehr einen weiteren Anfall verursachen könnte. Auch das Alter kann ein Faktor sein. Ab Mitte zwanzig verringert sich der Erektionswinkel ständig, und später wird weniger Testosteron erzeugt. Auch der Beginn einer neuen Beziehung kann eine harte Zeit sein. Während einige Männer die Neuheit aufregend finden, stellen andere fest, daß sie unbedingt gut funktionieren wollen, sich der Erwartung des anderen Menschen jedoch nicht sicher sind, was es schwierig macht, eine Erektion zu bekommen und aufrechtzuerhalten. Die Lösung für all diese Probleme besteht darin, sich zu entspannen und seine Partnerin besser kennenzulernen. Ein längeres Vorspiel bewirkt beides auf einmal und macht den Sex erfreulicher, ob nun eine Penetration erfolgt oder nicht.

Zu den äußeren Verursachern von Impotenz gehören außer Alkohol und Cannabis einige Antidepressiva und Medikamente gegen Bluthochdruck und Diabetes. Wenn das Problem andauert, sollten Sie sich an einen Arzt wenden. Auch bei einer psychischen Ursache wird der Arzt in den meisten Fällen helfen können oder Sie an jemanden verweisen, der Ihnen helfen kann.

Ein viel selteneres Problem als Impotenz ist die vorzeitige Ejakulation. Dies ist der Fall, wenn die Ejakulation bereits während des Vorspiels oder beim Liebesspiel erfolgt. Wie bei Impotenz ist Angst und Unsicherheit einer der Hauptgründe dafür, und es ist wiederum nicht erstaunlich, daß das Problem besonders in Verbindung mit neuen Sexualpartnerinnen auftaucht.

Zuweilen verliert ein Mann auch einfach das Interesse am Sex. Das ist möglich nach einer langen Krankheit, wenn er bei der Arbeit unter Streß steht, übermüdet ist oder in der Beziehung zu seiner Partnerin gerade eine schlechte Phase durchmacht. Die Behauptung, kein Interesse an Sex zu haben, kann auch vorgeschoben werden, um die Angst vor Impotenz und andere Ängste zu verbergen. Für Männer in dieser Lage ist es wichtig, solche Ängste, wenn möglich, mit ihrer Partnerin zu teilen. Wenn der Verlust der Libido durch ein Problem in der Beziehung verursacht wird, muß das vor allem anderen gelöst werden.

Die Bachblütenessenzen haben bei all diesen Zuständen die Aufgabe, die negative emotionale Einstellung zu behandeln, die unter der Oberfläche des offensichtlichen Problems verborgen liegen kann. Sie ersetzen natürlich nicht die medizinische Behandlung spezieller physischer Probleme, können aber helfen, eine positive geistige Verfassung zu bewahren und Entspannung zu fördern. Wenn das Problem emotional bedingt ist, genügt das vollständig, damit die Dinge sich verbessern können.

Wie immer hängt die genaue Auswahl der Blütenessenzen von der Persönlichkeit und der emotionalen Verfassung des individuellen Mannes ab, aber die folgenden Indikationen gehören zu den gebräuchlichsten:

Das erste Bemerken des Problems könnte einen Schock verursachen, und dagegen ist *Star of Bethlehem* zu wählen.

Gefühlen von Abscheu und Widerwillen gegen Sex und den Körper im allgemeinen, ob schon vor oder infolge des Problems, kann mit *Crab Apple* abgeholfen werden. Die reinigende Blütenessenz wird auch denjenigen Menschen helfen, deren Probleme mit Sex auf negativen Gefühlen ihrer eigenen Erscheinung gegenüber beruhen oder die an übertriebener Angst vor sexuell übertragbaren Krankheiten leiden.

Einige Männer, speziell diejenigen, die gewöhnlich sehr beherrscht und zurückhaltend sind, können Angst haben, aus sich herauszugehen und sich zu entspannen, um den Sex zu genießen. *Rock Water* ist ihre Typenessenz.

Für andere spezifische Ängste wäre *Mimulus* die erste in Betracht zu ziehende Blütenessenz.

Männer, die das Vertrauen in ihre eigenen Fähigkeiten verloren haben, können es mit *Larch* versuchen.

Wenn Langeweile das Problem ist, könnte *Wild Rose* oder *Chestnut Bud* dem Leidenden helfen, sich aus dem sich ständig wiederholenden Kreislauf seines Verhaltens zu befreien.

Hornbeam kann eingesetzt werden, wenn der Gedanke an Sex ermüdend ist, der Appetit jedoch gleich zu Beginn des Vorspiels wieder erwacht.

Bei physischer Müdigkeit könnte, abhängig von dem Typ des zu behandelnden Menschen und seinen gegenwärtigen Lebensumständen, *Oak, Elm* oder *Vervain* angezeigt sein.

Bei physischer Müdigkeit, ohne besondere negative Verfassung, ist *Olive* zur Wiederherstellung der verlorenen Kraft angezeigt.

Die Beschäftigung mit sexuellen Problemen kann besonders kontraproduktiv sein, denn sie verhindert nicht nur, daß eine Lösung gefunden wird, sondern verschlimmert die Dinge sogar noch. Für ständig Besorgte, die es schwierig finden, sich auf etwas anderes zu konzentrieren, ist *White Chestnut* angezeigt. *Agrimony* ist die Blütenessenz gegen Sorgen, die in den ruhigen Augenblicken des Tages auftauchen, aber meist durch extrovertiertes Verhalten zurückgedrängt werden. Für jemanden, der ein eher geringfügiges Problem hat, es jedoch aus der Proportion geraten läßt und ständig andere Menschen in unpassenden Augenblicken mit seinen selbstquälerischen Sorgen behelligt, ist *Heather* die richtige Blütenessenz.

Es soll noch einmal betont werden, daß die Blütenessenzen bei Problemen dieser Art ergänzend angewendet werden. Hilfe gibt es beim praktischen Arzt oder beim Sexualtherapeuten. Jedem, der langfristig unter Impotenz oder einer anderen sexuellen Funktionsstörung leidet, ist dringend zu raten, die Hilfe eines solchen Spezialisten in Anspruch zu nehmen. Der Arzt sollte auf jeden Fall auch dann konsultiert werden, wenn ein Mann nach dem Geschlechtsverkehr Schmerzen im Penis hat. Es könnte eine einfache Ursache vorliegen, wie eine Allergie gegen eine Kondommarke oder ein von der Partnerin angewandtes Gel oder Pessar, aber er kann auch an einer Infektion leiden, die behandelt werden muß.

Auf jeden Fall sollten Sie einen Arzt aufsuchen, wenn die Erektion an sich schmerzt oder die Eichel des Penis entzündet oder geschwollen ist. Das erste Symptom könnte eine Penisdauererektion anzeigen, das zweite weist auf eine Infektion hin, die man Eichelentzündung nennt. Beide Leiden sollten so schnell wie möglich von einem Facharzt behandelt werden.

Ein erfülltes Liebesleben

Männer nehmen große Mühen auf sich und machen die sonderbarsten Sachen, um attraktiver für Frauen und besser im Bett zu sein. Sie verbringen Stunden im Fitneß Center, um einen perfekten Körper zu bekommen. Sie zögern den Orgasmus hinaus, indem sie an Fußball oder die Löcher in ihren Socken denken. Einige von ihnen sind sogar bereit, ein kleines Vermögen auszugeben und sich einer schmerzhaften und möglicherweise gefährlichen Operation zu unterziehen, die ihren Penis vergrößern soll. Es scheint, daß sie alles tun, außer darauf zu hören, was ihre Partnerin möchte.

Eine Studie nach der anderen hat gezeigt, daß die Penisgröße auf der Liste der erwünschten Eigenschaften sehr weit unten rangiert. Die Vagina einer Frau öffnet sich nur weit genug, um die Penetration zu ermöglichen, so daß der Kontakt zwischen Penis (egal wie groß) und Vagina stets derselbe ist. Der sehr muskulös gebaute Körper eines Mannes nimmt vielen Frauen eher die Lust, als daß er sie sexuell erregt. Die meisten ziehen schlanke Männer den Muskelpaketen vor. Und was an Fußball und löchrige Socken denken angeht – stellen Sie sich vor, was Sie empfinden würden, wenn Ihre Partnerin in ihren intimsten gemeinsamen Augenblicken überlegt, was sie am nächsten Tag zur Arbeit anzieht, oder die Handlung der Seifenoper vom letzten Abend rekapituliert. Was Frauen wirklich möchten, kann man zum Beispiel im Hite-Report nachlesen. Sie wollen mehr Zärtlichkeit – schmusen, liebkosen, umarmen – und mehr emotionales Engagement des Mannes. Sie möchten als sexuell und emotional ebenbürtig und nicht als Masturbationshilfe behandelt werden. Sie möchte natürlich guten Sex, aber das ist nicht unbedingt mit Penetration gleichzusetzen.

Dieser letzte Punkt ist besonders bemerkenswert. Viele Männer scheinen zu glauben, daß beim Sex einfach alles darauf abzielt, das Eindringen des Penis in die Vagina zu ermöglichen, aber der weibliche Orgasmus wird viel eher durch Stimulieren der Klitoris erreicht, als durch stumpfsinniges Drauflosstoßen. Wenn Ihnen die Idee, daß Sex und Penetration nicht dasselbe sind, sehr ungewöhnlich vorkommt, stehen Sie keineswegs allein da.

Auch die gängige Vorstellung vom Vorspiel ist grundlegend fehlerhaft, weil das Wort so klingt, als sei das etwas, was man vor dem Sex tun sollte, eine notwendige Vorbedingung, wie Schuheanziehen vor dem Spazierengehen. Statt das mechanische, ritualisierte Verhalten, das die meisten Männer für ein Vorspiel halten, an den Tag zu legen, sollten Sie versuchen, Sinnlichkeit hervorzurufen, indem Sie jeden Teil des Körpers Ihrer Geliebten genießen. Vorspiel ist Sex, und wenn man das „Vor“ einfach wegläßt, bleibt Spiel übrig.

Den meisten Männern fällt es schwer, solche Ideen anzunehmen, weil sie ihrer Potenz so viel Bedeutung beimessen. Wer kein guter Sexualtechniker ist, ist irgendwie überhaupt kein richtiger Mann. Als richtiger Mann sollte er fähig sein, einer Frau allein durch Penetration Vergnügen zu bereiten (besagt der Mythos), und Masturbation oder den Cunnilingus anzuwenden hieße, sein Versagen einzugestehen. Viele Frauen scheinen das auch zu glauben und täuschen lieber einen Orgasmus vor, um ihren Geliebten bei Laune zu halten, statt mit der Bitte um etwas anderes sein Ego zu bedrohen.

Es gibt vier Dinge, mit denen ein Mann jederzeit beginnen kann, sein Liebesleben zu verbessern und erfüllter werden zu lassen:

Reden: Fragen Sie Ihre Partnerin, was sie möchte, und sagen Sie ihr, was Ihnen gefällt.

Berührung: Liebkosen und umarmen Sie Ihre Partnerin, legen Sie sich nah zu ihr, egal, ob Sie Sex haben wollen oder nicht.

Entspannen: Verzichten Sie auf ein zielgerichtetes Vorspiel zugunsten einer gegenseitigen sinnlichen Erforschung Ihrer Körper.

Erfinderisch sein: Wenn Sex eine Routinesache geworden ist, ändern Sie die Art, den Ort oder die Zeit des Liebens.

Ein bißchen Mut mag erforderlich sein, um diese Änderungen vorzunehmen, weil emotionale Barrieren überwunden werden müssen, die seit frühester Kindheit vorhanden waren. Folgende Blütenessenzen können in den verschiedenen Stadien des Prozesses hilfreich sein:

Chicory ist für den Mann, der sich gekränkt und abgelehnt fühlt bei dem Gedanken, daß seine Geliebte den Sex mit ihm nicht so sehr genießen könnte, wie er dachte.

Crab Apple ist für den Mann, der sich unrein oder angewidert fühlt bei dem Gedanken an bestimmte Arten von sexuellem Verhalten wie Cunnilingus, gegenseitige Masturbation oder auch nur einfacher Berührung.

Gentian ist für den Mann, der sich infolge eines Rückschlags entmutigt fühlt und daran denkt, aufzugeben und sein altes Sexualverhalten wieder aufzunehmen.

Heather ist für den Mann, der so davon absorbiert ist, was er vom Sex haben will, daß er nicht imstande ist, auf die Bedürfnisse seiner Partnerin Rücksicht zu nehmen.

Larch ist für den Mann, der gern ein besserer Liebhaber sein möchte, aber davon überzeugt ist, daß es ihm nicht gelingen wird.

Mimulus ist für den Mann, der Angst hat, das Thema überhaupt anzuschneiden.

Red Chestnut ist für den Mann, der zögert, weil er befürchtet, die Gefühle seiner Geliebten zu verletzen, wenn er Änderungen vorschlägt.

Pine ist für den Mann, der ein schlechtes Gewissen hat wegen seiner Einstellung oder seines Verhaltens, der aber in diesem Gefühl gefangen zu sein scheint und unfähig, etwas Positives zu unternehmen.

Rock Water ist für den Mann, der über seiner Besessenheit von technischer Perfektion vergißt, daß Sex genauso viel mit Emotionen zu tun hat wie mit dem Körper.

Wild Rose ist für den Mann, der die Notwendigkeit der Veränderung zwar eingestehen mag, sich aber dennoch damit abgefunden hat, zu bleiben, wie er ist.

Die Anwendung der Bachblütenessenzen ist natürlich immer von der individuellen Persönlichkeit eines jeden Mannes abhängig. Was ich hier aufgeführt habe, sind Beispiele, und vielleicht brauchen Sie ganz andere Blütenessenzen oder gar keine, weil Sie keine emotionalen Probleme haben. Selbstfindung gehört zu den reichsten Früchten eines erfüllten Liebeslebens – und alles, was für Sie und Ihre Partnerin stimmt, ist richtig.

KAPITEL 3 – FREUD UND LEID IN DER BEZIEHUNG

Verliebtsein

Mädchen haben eine große Bedeutung in den Gedanken der meisten heranwachsenden Jungen. Spätestens im Alter von 16 bis 17 Jahren werden sie den Wunsch haben, sich gelegentlich mit einem Mädchen zu verabreden, und manche haben das vielleicht längst getan, während andere sich in diesem Punkt weiterhin gleichgültig geben und vorgeben, zu stark in anderen Aktivitäten aufgehen und sich nicht viele Gedanken über Sex und Liebe zu machen. Aber früher oder später werden die körperlichen Veränderungen dafür sorgen, daß das Problem der Pärchenbildung auf den Plan tritt, und das bedeutet, daß es nun gilt, ein paar neue Verhaltensweisen zu erlernen.

Aufgrund seiner Erziehung wird der durchschnittliche junge Mann eine sehr geringe Vorstellung davon haben, was Frauen möchten und wie man es anfängt, attraktiv für sie zu sein. Er wird sich seiner Unerfahrenheit wahrscheinlich voll bewußt sein, aber das Bedürfnis, in diesen Dingen erfahren und unbekümmert zu erscheinen, kann ihn daran hindern, auf die naheliegende Art Hilfe zu suchen, etwa Frauen um Rat zu bitten oder sich der Frau, an der er interessiert ist, einfach in ehrlicher und freimütiger Weise zu nähern. Statt dessen erleidet er gewöhnlich emotionale Unsicherheit für sich allein oder mit der fragwürdigen Unterstützung seiner Clique. Zum Glück helfen die Bachblütenessenzen nicht nur unerfahrenen Jugendlichen, sondern auch älteren Menschen, die

Probleme haben, sich einem eventuellen Partner zu nähern.

Mangel an Selbstvertrauen ist ein allgemein verbreitetes Problem. Wenn der angehende Liebhaber es schwierig findet, dem Objekt seiner Leidenschaft etwas von seinen Gefühlen mitzuteilen, wäre *Larch* die zu wählende Blütenessenz. Wenn er sich aus irgendeinem Grund unattraktiv findet oder wegen eines physischen Defektes Ablehnung befürchtet, könnte *Crab Apple* helfen. Dann gibt es den Jungen, der genau weiß, wen er haben möchte, und der eine ziemlich gute Vorstellung davon besitzt, wie er auf die Auserwählte zugehen sollte. Aber weil er seiner Ansicht immer noch mißtraut, bittet er alle möglichen Leute um ihre Meinung zu diesem und jenem Eroberungsplan, von denen einer raffinierter ist als der andere. Das Objekt seines Interesses hat natürlich keine Ahnung von all dem, was dazu führen kann, daß er seine Chance gänzlich verpaßt. *Cerato* wäre seine Blütenessenz.

Wenn der Junge einen Annäherungsversuch gemacht hat und abgewiesen wurde, sind eine Reihe von Reaktionen möglich. Selbstmitleid und Groll würden *Willow* erfordern, Haß und Eifersucht *Holly* und Depressionen, abhängig von der Heftigkeit der erfahrenen Emotion, *Gentian* oder *Gorse*. Der junge Mann, der sich mit seinem Schicksal abgefunden hat und keinen weiteren Versuch macht, würde *Wild Rose* benötigen. Wer vorgibt, daß ihm die Abweisung nichts ausmacht, obwohl er tief verletzt ist, kann *Agrimony* brauchen. In einigen Fällen, in denen das Ego besonders schlimm verletzt ist, könnte die Unterstützung von *Star of Bethlehem* benötigt werden, um mit dem Schock der Abweisung fertigzuwerden.

Zum Glück sind nicht alle Liebeserklärungen erfolglos, aber auch der Erfolg kann sich negativ auswirken. Manche Menschen investieren zu viel in ihre Liebschaften und vernachlässigen darüber alles andere. Dies trifft besonders auf Teenager zu, deren Gefühle ohnehin sehr intensiv sind. *Clematis* könnte eingesetzt werden, damit der Junge mit seinen Füßen auf dem Boden bleibt und nicht das Interesse an seinen alten Freunden und an seinen Studien verliert, während er von der Liebe träumt. Schule, Universität und Beruf fordern ihren Anteil an Energie, wie stumpfsinnig sie dem leidenschaftlich Liebenden im Moment auch erscheinen mögen.

Schließlich gibt es noch Jungen, die sich nicht sicher sind, ob sie sich zu jemandem hingezogen fühlen oder nicht, oder die einfach nicht wissen, an welchem von zwei möglichen Partnern sie mehr Interesse haben. Für sie ist *Scleranthus* die richtige Blütenessenz.

Einsamkeit

Nicht alle Männer finden die Partnerin fürs Leben, die sie sich wünschen – aus welchen Gründen auch immer. Und für einen Mann, der „sitzengeblieben" ist, nachdem seine alten Freunde längst glückliche Familienväter sind, ist diese unfreiwillige Einsamkeit schwer zu ertragen, auch wenn er noch so sehr damit beschäftigt sein mag, Karriere zu machen und materiellem Erfolg nachzujagen.

Dr. Bach ordnete drei seiner Blütenessenzen dem Problem „Einsamkeit" zu. Sie sind zwar nicht die einzigen Blütenessenzen, die zur Auswahl stehen, wenn jemand sich einsam fühlt, sind aber in den meisten Fällen vor allen anderen in Betracht zu ziehen. Es handelt sich um *Heather, Impatiens* und *Water Violet*.

Die Haupteigenschaften des *Heather*-Mannes bestehen darin, daß er gesprächig ist, sich ausschließlich mit seinen eigenen Sorgen beschäftigt und Angst hat, allein zu sein.

Er ist der Mann, der Sie bei einer Party in die Ecke drängt und stundenlang über sich selbst labert. Aus diesem Grunde bezeichnete Dr. Bach Menschen dieser Art als „Vorknöpfer". Der *Heather*-Mann wird ziemlich leicht emotional und weint viel schneller als die meisten Männer – aber es sind immer die eigenen Probleme, die ihn zum Weinen bringen, denn er hat wenig Zeit für die Belange anderer Menschen.

Der *Heather*-Mann hat Angst, allein zu sein, aber die Ironie seines Schicksals besteht darin, daß er durch sein Verhalten genau das herbeiführt, wovor er sich fürchtet. Seine ständige Sorge um sich selbst und sein nie endendes Geschwätz sind für andere schwer zu ertragen, was dazu führt, daß sie ihn meiden. Die *Heather*-Blütenessenz kann ihm helfen, diesen Teufelskreis zu durchbrechen. Besser ausgeglichen wird der *Heather*-Typ zu einem guten Zuhörer, der sich in andere einfühlen kann, weil ihm der Schmerz in seinem eigenen Leben wohl vertraut ist. Da der Umgang mit ihm nun angenehmer ist, kann er auch leichter Freunde gewinnen und behalten.

Während der *Heather*-Typ eifrig Beachtung sucht, ist der *Impatiens*-Typ in den meisten Fällen froh, wenn er nicht zuviel Beachtung von anderen bekommt, denn das hält nur auf. *Impatiens*-Männer sind geistig sehr rege und erfassen neue Ideen rasch und fast mühelos. Sie machen alles so schnell wie möglich und reagieren höchst aufgebracht und frustriert, wenn sie sich von anderen aufgehalten fühlen, weil diese vielleicht um Hilfe, eine Erklärung oder auch nur um Bedenkzeit bitten.

Die Einsamkeit des *Impatiens*-Typs stellt sich ein, wenn er sich erfolgreich von all dem abgeschnitten hat, indem er allein lebt und arbeitet. Sein oft recht brüskes Verhalten und seine Angewohnheit, mit den Fußspitzen zu wippen, mit den Fingern zu spielen und häufig auf die

Uhr zu blicken, sind als Menschenabwehrmittel ebenfalls sehr wirksam. Die Rolle der Blütenessenz besteht darin, ein wenig Geduld und menschliches Mitgefühl in die fiebrige Welt des *Impatiens*-Mannes zu bringen, damit er sich Zeit für andere Menschen und für seine eigenen emotionalen Bedürfnisse nehmen kann.

Water Violet ist die dritte Blütenessenzen gegen Einsamkeit. Sie ist für diejenigen bestimmt, die wirklich gern allein sind, nicht um Dinge schneller tun zu können, sondern weil sie sich ihrer eigenen Gesellschaft erfreuen. Sie sind selbstbeherrscht und selbständig und ziehen es vor, ihren eigenen Weg zu gehen, statt in die Probleme anderer verwickelt zu werden.

Daran ist natürlich nichts falsch, und viele *Water Violet*-Menschen sind glücklich, unabhängig und brauchen keine Behandlung durch Bachblütenessenzen oder irgend etwas anderes. Die Blütenessenzen sind nur erforderlich, wenn der *Water Violet*-Mann feststellt, was meistens ganz plötzlich geschieht, daß er es geschafft hat, den Kontakt zur übrigen Menschheit völlig zu verlieren. Er erfreut sich nicht mehr freiwillig seiner eigenen Gesellschaft, denn er hat nur noch sie. Wenn dies geschieht, hilft ihm die Blütenessenz, aus sich herauszugehen und sich sein Bedürfnis nach Liebe und Freundschaft einzugestehen. Er wird nicht mehr so unnahbar erscheinen, und die Frauen, die ihn als stolz und versnobt abgetan haben, werden feststellen, daß er ein guter und sanfter Mann ist und daß es sich durchaus lohnt, ihn kennenzulernen.

Dies sind also die drei Blütenessenzen, die Dr. Bach mit Einsamkeit in Verbindung brachte, weil er der Ansicht war, daß diese drei Persönlichkeitstypen öfter als andere mit Einsamkeit konfrontiert werden. Da die Bachblütenessenzen immer die eigentliche Ursache eines Problems behandeln, werden diese drei Essenzen für „Einsamkeit" nicht unbedingt angewendet, wenn es sich bei der Einsamkeit um ein Symptom handelt, das eine andere Ursache hat, die ebenfalls in der Persönlichkeit eines Menschen begründet liegt. Jemand mit einer besitzergreifenden Natur könnte zum Beispiel einsam sein, weil seine Anforderungen an andere zu hoch sind. In diesem Fall wäre *Chicory* zu wählen. Der Mensch, der niemals ausgeht, nie jemanden in sein Haus einlädt und sich auch sonst in keiner Weise bemüht, Freunde zu gewinnen, könnte ein *Wild Rose*-Typ sein.

Am Beispiel von *Wild Rose* läßt sich gut zeigen, wie eine Helfer- oder Stimmungsessenz mit der Typenessenz zusammenwirken kann. Der *Chicory*-Mensch aus dem vorigen Absatz könnte in bezug auf das Leben ebenso apathisch eingestellt sein wie der *Wild Rose*-Typ, aber in seinem Fall würde *Wild Rose* zusätzlich zu *Chicory* verabreicht, da die Apathie ein durch die Einsamkeit herbeigeführter geistiger Zustand ist und nicht ihre Ursache. Ebenso könnte das Gefühl des Alleinseins jemanden in Depression versinken lassen. Dann würden, je nach Schwere der Depression, auch *Gentian, Gorse* und *Sweet Chestnut* als mögliche Helferessenzen in Betracht gezogen.

Weitere Blütenessenzen, die in bestimmten Fällen helfen, sind:

Willow bei Selbstmitleid oder Groll gegenüber denen, die in einer Beziehung leben.

Crab Apple bei Widerwillen gegen sich selbst.

Larch, wenn der Verlust von Selbstvertrauen die Suche nach neuen Freunden behindert.

Walnut für den einsamen Menschen, der sich in eingefahrenen Gleisen bewegt, da unerwünschte Umstände, Gewohnheiten oder Einflüsse es ihm erschweren, anderen zu begegnen.

Honeysuckle für den Menschen, der in der Vergangenheit lebt.

Clematis hilft dem Mann, der von künftigen Großtaten träumt, statt sich den Problemen von heute zu stellen.

Trennungsschmerz

Eine Beziehung beginnt in aller Regel voll der schönsten Hoffnungen für die gemeinsame Zukunft, aber wenn die Belastungen des Alltags ihren Tribut fordern, verschlechtern sich viele Beziehungen und zerbrechen schließlich. Eine Scheidung kann besonders traumatisch sein, denn dabei geht nicht nur ein Paar auseinander, sondern auch ein Haushalt und eine ganze Familie. Wenn Kinder da sind, ist der Schmerz selbstverständlich um so größer, und die Kinder leiden ebenso oder sogar noch mehr als die Erwachsenen. Jedenfalls zieht sich der Zerfall einer Beziehung gewöhnlich lange hin, und es gibt viele Anzeichen, die dem Ende vorausgehen.

Eines der vermeidbarsten anfänglichen Probleme ist die Eifersucht. Indem Männer von sich auf andere schließen, haben sie Angst, daß ihre Frau oder Freundin sich mit jemand anderem trifft, eine Angst, die oft in keinem Verhältnis zu einem tatsächlichen Beweis von Untreue steht. *Holly* ist die wichtigste Blütenessenz gegen diese negativen Emotionen, besonders wenn Wut und Haß im Spiel sind, aber wie immer können auch andere Blütenessenzen entsprechend der Persönlichkeit und der individuellen Reaktion des Mannes angezeigt sein. *Chicory* würde angewandt, wenn es scheint, daß ein besitzergreifender selbstsüchtiger Mann seine Verdächtigungen als Mittel gebraucht, um seine Partnerin unter Kontrolle zu halten. *Mimulus* wäre die Blütenessenz gegen die einfache Angst, die Liebste zu verlieren, die der Grund für besitzergreifendes Verhalten sein kann. Für den Mann, der von unerwünschten eifersüchtigen Gedanken belästigt wird, könnte *White Chestnut* angezeigt sein oder *Crab Apple*, wenn die Gedanken zwanghaft sind und gänzlich geläutert werden müssen.

Manchmal ist die Eifersucht aber auch wohlbegründet. Die bereits empfohlenen Blütenessenzen können immer noch nützlich sein, da die Notwendigkeit, die Dinge zu durchdenken und sich vernünftig zu verhalten, unter diesen Umständen sogar noch größer ist. Um eine Depression zu behandeln, die von einer untreuen Geliebten verursacht wurde, wäre *Gentian* oder *Gorse* angezeigt. Jedem Verlust von Selbstvertrauen könnte *Larch* abhelfen oder *Elm*, wenn ein normalerweise ausgeglichener Mensch plötzlich das Gefühl hat, nicht zurechtzukommen. *Cherry Plum* wirkt gegen die Angst, die Selbstbeherrschung zu verlieren, und wäre angezeigt, wenn ein Mann sich dazu verleitet fühlt, seiner Partnerin oder sich selbst etwas anzutun.

Auch Schuldgefühle können ein Problem sein, und zwar völlig unabhängig davon, ob jemand schuld ist oder nicht. Menschen können sich für die Dinge, die ihr Partner getan hat, ebenso bezichtigen wie für ihre eigenen Handlungen, und eine solche Selbstbeschuldigung kann zu viel Leid führen.

Schuldgefühl ist eine notwendige Emotion, solange es konstruktiv ist. Lernen Sie aus Ihren Fehlern, verändern Sie Ihr Verhalten und setzen dann Ihr Leben fort. Wenn das Schuldgefühl darüber hinaus bestehen bleibt, oder wenn Sie überhaupt nichts falsch gemacht haben und es daher gar keinen Grund gibt, sich schuldig zu fühlen, kann es jedoch eine sehr destruktive Emotion sein, die Sie daran hindert, sich einer anderen Beziehung oder irgend etwas anderem in Ihrem Leben zu erfreuen. Gegen diese zersetzende Art von Schuldgefühl ist *Pine* zu wählen.

Weitere Blütenessenzen, die oft erforderlich sind, wenn eine Beziehung endet, sind:

Agrimony für diejenigen, die ganz normal weiterzumachen scheinen, obwohl sie innere Qualen erleiden.

Willow bei Selbstmitleid, Bitterkeit und Groll gegen die Partnerin oder andere Paare, die glücklicher sind.

Mimulus gegen Angst vor der Zukunft.

Red Chestnut für diejenigen, die sich nur darüber Gedanken machen, welche Auswirkung die Trennung auf ihre Partnerin oder ihre Kinder haben wird.

Mustard gegen die schweren Depressionen, die aus dem Nichts kommen und alles zwecklos erscheinen lassen.

Holly gegen Haß und Eifersucht.

Gorse gegen Verzweiflung und Hoffnungslosigkeit.

Wild Rose, um jeder Neigung, sich treibenzulassen, entgegenzuwirken.

Scleranthus, wenn die Fähigkeit, Entscheidungen zu treffen, verlorengegangen zu sein scheint.

Nach jeder Trennung, aber besonders nach einer Scheidung, bei der es auch um Kinder und die Auflösung eines Haushaltes ging, werden Neuregelungen vorzunehmen sein. Gewöhnlich zieht der männliche Partner aus dem Heim der Familie aus, und nach der Scheidung bekommt die Ehefrau fast immer das Sorgerecht für die Kinder und das Zuhause. Für den Vater bedeutet dies, daß er weniger Kontakt zu den Kindern hat und daß er sich an das Leben an einem neuen Ort gewöhnen und von Teilen seines Besitzes und alten Lebensweisen trennen muß. *Walnut* ist die Blütenessenz, die ihm hilft, sich an diese Veränderungen anzupassen, und zwar mit so wenig Schmerz wie möglich. Wenn Nostalgie es schwer macht, den jetzt zu regelnden Dingen genug Beachtung zu schenken, könnte auch *Honeysuckle* helfen.

Männern, die sich nicht sicher sind, ob sie mit einer Trennung fertigwerden, könnte *Larch* helfen oder *Elm*, wenn sie normalerweise sehr ausgeglichene und fähige Menschen sind. Einsamkeit kann auch ein Problem für Männer sein, die nach vielen Jahren der Ehe wieder allein leben. Oft leben sie weit von den Familienmitgliedern entfernt, und ihre alten Freunde sind entweder weit weg oder zu sehr mit ihrem eigenen Leben beschäftigt, um Zeit für den frisch gebackenen Single-Mann zu erübrigen. Männer, denen die Zuneigung fehlt, der sie sich in der Familie erfreuen konnten, könnten *Chicory* benötigen. *Heather* wäre die Blütenessenz für Männer, deren Angst vor Einsamkeit sie übermäßig gesprächig macht. Ihr dauerndes Geschwätz über sich selbst kann jede neue Freundschaft verhindern. Für den gegensätzlichen Typ, den stillen, selbstgenügsamen Menschen, der sich seiner eigenen Gesellschaft erfreut, sich aber nur schwer mit neuen Menschen anfreundet, könnte *Water Violet* die richtige Blütenessenz sein.

Häusliche Gewalt

Es gibt Beziehungen, die eher auf Haß und Gewalt als auf Liebe zu beruhen scheinen und deren Ende das positivste ist, was man sich vorstellen kann. In der überwiegenden Zahl der Fälle ist der gewalttätige Partner der Mann, was vielleicht nicht überrascht, da vielen Jungen von Kindheit an beigebracht wird, daß physische Kraft und Dominanz die Lösung aller Lebensprobleme ist. Wie zu erwarten, waren die meisten gewalttätigen Männer selbst Opfer gewalttätiger Väter oder haben als Kinder miterlebt, wie ihr Vater ihre Mutter schlug.

Da die Probleme solcher Männer oft tiefverwurzelt und schwer zu lösen sind und ihre Frauen sich in wirklicher Gefahr befinden, ist es sehr wichtig, Hilfe zu suchen, bevor die häusliche Gewalt zum Problem wird. Es gibt Verbände und Frauengruppen, die sich speziell mit diesem Problem beschäftigen. Auch örtliche Sozialdienste, Ärzte und Gemeindeorganisationen helfen, wenn jemand Opfer von Gewalt geworden ist. Die Gewalttätigen können ebenso wie ihre Opfer Hilfe bekommen, denn oft sind sie genau wie ihre Opfer im Teufelskreis der Gewalt gefangen.

Wenn man Bachblütenessenzen einsetzen will, um einem gewalttätigen Mann zu helfen, mit seine emotionalen Problemen umzugehen, muß man versuchen, seine Typ-Essenz ausfindig zu machen. Für den Mann, dessen Eifersucht oder Haß auf seine Frau oder die Welt im allgemeinen ihn dazu verleitet, in gewalttätigen Ausbrüchen um sich zu schlagen, wäre *Holly* die offensichtliche Blütenessenz. *Cherry Plum* kann auch eine Hilfe sein, wenn gewalttätige Ausbrüche von einem Verlust der Beherrschung gekennzeichnet sind.

Andere Männer könnte *Vine* brauchen, die Blütenessenz für diejenigen, deren Dominanz keinen Widerstand erträgt. Menschen dieser Art haben eine Tendenz, grausam und unnötig hart zu anderen zu sein, und sie könnten Gewalt anwenden, wenn sie finden, daß sie so am einfachsten bekommen, was sie wollen. Es kann auch sein, daß die Gewalttaten überhaupt nicht zu dem Mann passen. Dann lohnt es sich, nach einer Episode in seiner Vergangenheit zu suchen, die ihm einen Schock versetzt hat, der nie zufriedenstellend aufgelöst worden ist. Vielleicht hat er gesehen, wie sein Vater seine Mutter angegriffen hat, und das könnte so tief in ihm sitzen, daß es sich nun in einer Wiederholung des Schemas zeigt. *Star of Bethlehem* wäre eine nützliche Blütenessenz, wenn Sie finden, daß das Verhalten eines gewalttätigen Mannes teilweise so erklärt werden könnte. Die Blütenessenz wirkt gegen alte, nicht assimilierte Schocks ebenso wie gegen neue.

Viele Menschen finden es schwierig, Mitgefühl für einen gewalttätigen Mann zu empfinden, und es ist natürlich verständlich, daß die Besorgnis und Fürsorge der meisten Menschen zunächst seinen Opfern gilt. Wenn die Anwendung der Blütenessenzen jedoch erfolgreich sein soll, ist es wichtig, den Charakter des Menschen zu kennen. Und vergessen Sie nicht, daß diese Männer ihre gewalttätigen Impulse selten unter Kontrolle haben und davon unter Umständen ebenso schockiert sind wie ihre Opfer.

Obwohl in den meisten Fällen Frauen Opfer häuslicher Gewalt werden, gibt es auch Männer, die von gewalttätigen Frauen gequält werden. Möglicherweise ist das Problem weiter verbreitet, als allgemein angenommen wird, weil Männer nicht auf häusliche Tyrannei aufmerksam machen. Es paßt schließlich kaum zu dem Idealbild des mannhaften Mannes, daß er zugibt, zu Hause von seiner Frau terrorisiert zu werden, und die zahlreichen Witze, die über Pantoffelhelden gemacht werden, lassen die meisten Männer eifrig jede Klage vermeiden, die ihnen diese Rolle zuweisen könnte.

Der klassische Pantoffelheld ist der *Centaury*-Mann. Er ist der geborene Helfer und immer eifrig darauf bedacht, sich nützlich zu machen. Wenn er einer stärkeren und dominanteren Persönlichkeit in die Hände fällt, kann seine bereitwillige Hilfe zu regelrechter Sklaverei werden. Bei seinem geringen Selbstbewußtsein wird er sich nicht einmal dann behaupten, wenn er tätlich angegriffen wird. *Centaury* macht solche Menschen nicht aggressiver, sondern stellt lediglich ihre Widerstandskraft gegen Zwang und Einschüchterung wieder her, mit anderen Worten, es gibt ihnen die Fähigkeit, nein zu sagen.

Ein weiterer Opfertyp versucht, sein Leben so stoisch wie möglich fortzusetzen, ohne zu sehr auf häusliche Gewalt zu reagieren. Er beweist Mut im Ertragen, was aber nicht unbedingt die beste Möglichkeit ist, das Problem zu lösen. Er könnte seine Partnerin durch dieses Verhalten zu weiteren Angriffen anstacheln, weil sie einfach eine Reaktion hervorrufen möchte. Die Typ-Blütenessenz für einen solchen Mann könnte *Oak* sein, obwohl auch einiges für *Chestnut Bud* spricht, denn er scheint nicht zu lernen, daß einfaches Ertragen nicht die beste Methode zur Lösung des Problems ist.

Was ich über Opfer und Täter geschrieben habe, könnte denken lassen, daß häusliche Gewalt immer nur von bestimmten Menschentypen ausgeübt oder erlitten wird. Das stimmt natürlich nicht. Jeder könnte ein Ventil für seinen persönlichen Frust suchen, indem er auf seinen Partner einschlägt, ebenso wie jeder der Partner von jemand sein kann, der schlägt. Dr. Bachs Methode zielt auf die Behandlung des Individuums, und daher ist es wichtig, sich intensiv mit jedem einzelnen Menschen zu beschäftigen, dem man Bachblütenessenzen verordnen möchte. Es kann sich bei dem, was ich in diesem Buch beschreibe, also immer nur um Anregungen handeln. Die persönliche und unmittelbare Kenntnis des zu behandelnden Menschen kann nichts ersetzen.

In diesem Kapitel hatten wir Gelegenheit zu betrachten, wie bestimmte Blütenessenzen zu bestimmten geistigen Zuständen und Persönlichkeiten passen und wie Typ- und Helfer-Blütennessenzen miteinander kombiniert werden können, um vollständige Lösungen hervorzubringen. Wie wir sehen werden, gelten die hier umrissenen allgemeinen

Prinzipien auch für viele andere Situationen. Und in keiner dieser Situationen werden die Blütenessenzen mehr zu tun finden, als in dem emotionalen Hexenkessel, den Männer Arbeit nennen.

KAPITEL 4 – BERUFSWAHL UND KARRIERE

Berufswahl und Stellensuche

Arbeit kann in vieler Hinsicht eine Befreiung sein. Sie bringt Geld in die Tasche. Sie verleiht Unabhängigkeit und Status. Und beinahe ungeachtet der Art der Arbeit und des Alters dessen, der sie tut, erkennt die übrige Welt einen Berufstätigen als Erwachsenen an. Dafür erwartet man von ihm, mehr Selbstdisziplin an den Tag zu legen und, in den Worten der Bibel, kindliche Dinge abzulegen.

Für die meisten Schul- oder Universitätsabgänger stellt die erste Vollerwerbsstelle nicht die heftige Veränderung dar, als die sie erscheinen könnte. Das kommt daher, weil die meisten Schüler und Studenten schon eine Menge an Erfahrung in den verschiedenstens Jobs gesammelt haben. Der entscheidende Unterschied zwischen einem Aushilfsjob und einer richtigen Stelle läßt sich in einem Wort zusammenfassen: Ernsthaftigkeit. Aushilfsjobs hat man bekanntlich nur für kurze Zeit, und wenn einem einer nicht zusagt, sucht man sich eben einen anderen. Das Geld, das Schüler in einem solchen Job verdienen, geben sie normalerweise für Kleidung, Computerspiele und was immer sie sich gern leisten wollen aus, und wenn sie den Job aufgeben, geraten sie weder in eine existentielle Krise noch hat es in der Regel irgendwelche Auswirkungen auf ihre Zukunft.

Dies ändert sich, wenn das Berufsleben beginnt. Zunächst besteht wenig Gefahr, nichts zu essen und keine Wohnung zu haben, da die meisten jungen Menschen noch bei ihren Eltern leben. Und auch wenn sie allein leben, sind die Eltern in der Regel da, um Zuflucht zu bieten, wenn etwas nicht klappt. Aber in dem Moment, in dem ein junger Mensch eine richtige Stelle annimmt, schränkt er seine Zukunft ein und beeinflußt seine Berufsaussichten.

Vielen jungen Menschen fällt es schwer zu erkennen, was sie wirklich mit ihrem Leben anfangen möchten. Vor Jahren war dies weniger ein Problem, denn die Söhne folgten gewöhnlich ihren Vätern, und diese trafen die Entscheidungen für sie. Für den Jungen aus vornehmem Haus konnte dies eine Karriere bei der Armee, Kirche oder in der Politik sein; für den Jungen der Unterschicht eine Lehre bei einem anerkannten Handwerker. Wenige fühlten sich durch die Frage bedroht, was sie werden wollten; andererseits war die persönliche Freiheit begrenzt, und es war schwieriger, man selbst zu sein. Kaum jemand würde freiwillig in diese Zeiten zurückkehren. *Centaury* ist die Blütenessenz für Menschen, die auch heute noch unfähig sind, sich gegen die Vorschriften von Eltern oder Lehrern zu behaupten, und daher in Berufen landen, die ihnen weder Freude noch Erfüllung bringen.

Vor allem anderen sollte der Schulabgänger, der nach dem richtigen Beruf sucht, sich fragen, welche Dinge er gern tut und welche nicht. Wenn er Menschenmengen und Lärm haßt und nicht gern im Mittelpunkt steht, ist er wahrscheinlich nicht dafür geeignet, Oberschüler zu unterrichten, aber eine Forschungsarbeit oder Bürotätigkeit könnte ihm gefallen. Wenn er ein Hobby hat oder eine Sache ihn fasziniert, könnte er eine Arbeit finden, die eine Erweiterung davon ist. Auch wenn sein Hauptinteresse ganz passiv zu sein scheint, wie historische Filme im Fernsehen zu sehen oder Musik zu hören, könnte es eine Stelle geben, die zu ihm paßt, bei einem Kostümverleih, einer TV-Produktionsgesellschaft, in einem Musikladen oder einer Konzerthalle. Dann kommt es darauf an, wie er auf Überlastung, Streß, Konflikte bei der Arbeit und Verantwortung reagiert. Es hat wenig Zweck, daß er sich eine Stelle im Verkauf sucht, wo aggressive Verkaufsmethoden eingesetzt werden, wenn er dann am Ende eines jeden Tages mitgenommen und erschöpft ist. Es ist nicht sinnvoll, sich Organisationen und Arbeitsmethoden anzupassen, die der eigenen Persönlichkeit vollständig fremd sind. Wenn Ihnen Ihre Stelle nichts weiter als Geld einbringt, werden Sie schließlich schlechte Arbeit leisten und ein Drittel Ihres Lebens hassen.

Menschen, die ihre Typ-Blütenessenz im Bach-System bereits gefunden haben, sind auf dem richtigen Weg, die Antworten auf einige dieser Fragen zu erfahren. Andere Fragen sind profaner und hängen mehr von den persönlichen Umständen ab als von der Persönlichkeit. Wie lange kann man zum Beispiel auf die richtige Stelle warten, bevor man durch finanziellen Druck gezwungen wird, eine falsche anzunehmen? Und ist es tatsächlich die perfekte Stelle, wenn man ihretwegen in eine andere Gegend ziehen muß?

Abgesehen von all dem gibt es Menschen, die nach der Schule ohne jeden Sinn für Neigung und Ziel eine Reihe von Stellen antreten, manchmal aus reiner Apathie und einem Gefühl der Resignation heraus. *Wild Rose* ist die Blütenessenz, die diese Menschen ein wenig aufweckt, so daß sie mehr Interesse am Leben und an sich selbst gewinnen.

Der *Wild Rose*-Mensch ist seiner Verfassung gegenüber abgestumpft und leidet entsprechend wenig darunter. Der *Wild Oat*-Mensch hingegen ist überhaupt nicht resigniert. Er fühlt sich sehr unzufrieden mit seiner Tätigkeit und dem Verlauf seines Lebens. Er könnte jemand sein, der immer sehr begabt erschien und dem man große Dinge voraussagte. Wenn er jedoch ins Leben hinausgeht, verirrt er sich. Er weiß, daß er etwas von Wert tun möchte, aber er kann den Weg nicht sehen, den er gehen sollte, und läßt sich daher treiben. Er tritt eine Stelle nach der anderen an, versucht immerzu neue Dinge und findet niemals den richtigen Weg. Die *Wild Oat*-Blütenessenz vertreibt den Nebel der Unentschlossenheit, so daß er den Weg nach vorn klar sehen und beginnen kann, seine enormen Möglichkeiten zu nutzen.

Es gibt Ähnlichkeiten zwischen dem *Wild Oat*-Menschen und dem Stellensuchenden im *Chestnut Bud*-Zustand, da sie beide häufig die Stelle wechseln. Der *Chestnut Bud*-Mensch scheint unfähig zu sein, aus seinen vergangenen Irrtümern zu lernen. Er wird seine erste Stelle empört kündigen, schwören, nie wieder in einem Büro zu arbeiten, und sich zwei Wochen später um eine andere Stelle bewerben, wo er wieder im Büro arbeitet. Die Blütenessenz soll ihm helfen, den Teufelskreis von Wiederholung und Enttäuschung zu beenden. Er benötigt auch Ermutigung, nach innen zu schauen und sich darauf zu besinnen, was er tun möchte.

Natürlich kann nichts – und die Bachblütenessenzen ganz gewiß nicht – jemand in einem bestimmten Beruf erfolgreich machen, wenn ihm die grundlegenden Sachkenntnisse dafür fehlen. Bevor Sie sich also um eine Stelle bewerben, sollten Sie Ihre Sachkenntnisse überprüfen. Wenn es Ihnen an der notwendigen Qualifikation für die angestrebte Stelle fehlt, hat es überhaupt keinen Sinn, daß Sie sich in der Technik des Vorstellungsgesprächs üben.

Zwar gibt es einige Berufe, die nur Bewerbern offenstehen, die eine ganz spezielle Prüfung abgelegt haben, aber in genügend anderen spielt es keine große Rolle, was jemand studiert hat, wenn es entsprechend erfolgreich war. Die Computerindustrie ist zum Beispiel voll von Leuten mit einem akademischen Grad in einer Geisteswissenschaft oder dem Abitur eines altsprachlichen Gymnasiums. Einige der Spitzendesigner von Computerspielen besitzen überhaupt keine offizielle Qualifikation in Informatik.

Junge Menschen, die bereits über Kontakte in der Branche verfügen, in der sie später arbeiten möchten, sollten diese nutzen, indem sie sich bei den entsprechenden Leuten erkundigen, wie sie es angestellt haben, ihre erste Stelle zu bekommen. Wer niemanden kennt, kann seine eigenen Kontakte herstellen. Ein Trick besteht darin, in der Telefonzentrale einer entsprechenden Firma anzurufen und sich nach dem Namen eines Mitarbeiters zu erkundigen, der die Arbeit tut, die man sucht. In diesem Stadium sollte man am besten nicht mit ihm sprechen, denn er ist ziemlich sicher beschäftigt, und eine Unterbrechung wäre ihm nicht recht. Statt dessen können Sie ihm einen höflichen und begeisterten Brief schreiben, wie interessiert Sie an seiner Tätigkeit sind und daß Sie beabsichtigen, den gleichen Beruf zu wählen. Die meisten Leute werden auf einen solchen Brief antworten und zumindest ein paar Tips in bezug auf den nächsten Schritt geben – und es besteht immer die Chance, daß der Brief selbst zu einem Vorstellungsgespräch führt.

Wer keine Erfahrung in dem Bereich hat, in dem er arbeiten möchte, und keine andere Möglichkeit sieht, sich diese anzueignen, als eine Stelle anzutreten, muß sich ganz auf sein Geschick bei der Stellensuche verlassen. Hier geht es um drei Dinge:

die richtige freie Stelle zu entdecken,
ein Vorstellungsgespräch zu bekommen,
bei dem Vorstellungsgespräch erfolgreich zu sein.

Wenn Sie herausgefunden haben, was Sie gern tun möchten und welche Stelle Ihnen vermutlich am ehesten entspricht, können Sie sich auf die Suche machen: in Tageszeitungen, in der Fachpresse der gewünschten Branche, beim Arbeitsamt und so weiter.

Die nächste Hürde besteht darin, einen eventuellen Arbeitgeber dazu zu bewegen, daß er Sie zu einem Vorstellungsgespräch einlädt. Auch ganz gewöhnliche freie Stellen können heutzutage leicht dreißg bis vierzig Bewerber anziehen, und man nimmt an, daß die meisten eingereichten Lebensläufe und Bewerbungsschreiben erst dreißig Sekunden vor der Entscheidung, ob man einen Bewerber zu einem Vorstellungsgespräch einlädt oder nicht, angesehen werden. Wenn also nur dreißig Sekunden zur Verfügung stehen, um zu beeindrucken, ist es wesentlich, soviel wie möglich daraus zu machen.

Lebensläufe sollten vor allem kurz und sachbezogen sein. Es sollte aber auch daraus hervorgehen, warum gerade Sie für diese Stelle besonders geeignet sind. Ein Lebenslauf wird normalerweise zwar keine Aufzählung der Hobbys beinhalten, aber für jemanden, der einen Techniker für seine Hardware-Abteilung sucht, wird die Tatsache, daß Sie gerade Ihren eigenen PC zusammengebaut haben, interessanter sein als Ihr mathematisch/naturwissenschaftliches Abitur mit Hauptfach Chemie oder Ihr Samstagsjob auf dem Fischmarkt. Sie müssen Ihre Stärken ausspielen und die Besonderheiten ausfindig machen, die den potentiellen Arbeitgeber veranlassen können, in Ihnen einen ernsthaften Kandidaten zu sehen.

Wenn Sie schon mehrere Bewerbungen geschrieben haben, benutzen Sie der Einfachheit halber vielleicht immer denselben Lebenslauf, um Zeit zu sparen. Jeder abgeschickte Lebenslauf sieht dann genau gleich aus, egal welchem Arbeitgeber er zugedacht ist. Damit vertun Sie die Chance, einen individuellen Eindruck zu machen und den Inhalt Ihres Lebenslaufes auf die Bedürfnisse des jeweiligen Arbeitgebers abzustimmen. Wahrscheinlich ist es besser, im Lebenslauf oder zumindest im Bewerbungsschreiben immer speziell die Stelle anzusprechen, um die Sie sich augenblicklich bewerben. Selbstverständlich sollten Sie alles, was Sie abschicken, immer auf Rechtschreibfehler hin untersuchen und auf sauberem Papier tippen oder ausdrucken.

Manchmal werden Sie gebeten, ein Bewerbungsformular auszufüllen, statt einen Lebenslauf zu schicken, und in diesem Fall haben Sie natürlich weniger Einfluß darauf, was der Arbeitgeber lesen oder nicht lesen wird und in welcher Reihenfolge. Sie sollten dennoch der Versuchung widerstehen, das Bewerbungsformular zu ignorieren und trotzdem Ihren Lebenslauf zu schicken. Sie werden sich beinahe sicher davon ausschließen, in Betracht gezogen zu werden, wenn Sie den Empfänger der Bewerbung verärgern oder unfähig zu sein scheinen, die einfachste Anweisung zu befolgen.

Wenn Ihre eingereichten Bewerbungsunterlagen Sie auf eine Auswahlliste gebracht haben, werden Sie zu einem Vorstellungsgespräch eingeladen. Bis zu dem Tag, an dem das Vorstellungsgespräch stattfindet, haben Sie Gelegenheit, Ihre Chancen zu verbessern, indem Sie ein paar grundlegende Tatsachen über die Firma und die angestrebte Stelle in Erfahrung bringen. Wenn Sie sich nicht gerade um einen leitenden Posten bewerben, wird zwar keine eingehende Kenntnis von Ihnen erwartet, Sie werden sich jedoch von der Menge abheben, wenn Sie intelligent über den Interessenbereich der Firma zu sprechen vermögen und im Vorstellungsgespräch den richtigen Ton treffen.

Viel der von Ihnen benötigten Information können Sie der Anzeige entnehmen, auf die Sie sich ursprünglich beworben haben. Weitere Information werden Sie in den Unterlagen finden, die Ihnen die Firma zusammen mit der Einladung zum Vorstellungsgespräch zuschickt. Sie können auch in Ihrer örtlichen Bücherei nach Information über regionale Unternehmen fragen. Wenn Sie jemanden kennen, der bereits in dieser Firma arbeitet, sollten Sie diese Informationsquelle voll ausnutzen.

Sie können sich natürlich alles dadurch verderben, daß Sie verspätet oder schlecht angezogen zum Vorstellungsgespräch erscheinen. Nehmen Sie sich vor, eine Viertelstunde vor der vereinbarten Zeit einzutreffen, und seien Sie im Zweifelsfall lieber überpünktlich. Was die Kleidung angeht, so wird bei Bewerbern um eine Bürostelle meist Anzug mit Krawatte vorausgesetzt, aber auch wenn Sie sich um eine Stelle beworben haben, bei der es um körperliche Arbeit geht, trägt ein Anzug in der Regel zu einem ersten guten Eindruck bei. Sie könnten natürlich Information haben, die ein zu förmliches Auftreten unpassend erscheinen lassen, aber in jedem Fall sollten Sie sauber und ordentlich aussehen.

Wenn das Vorstellungsgespräch erst einmal begonnen hat, haben Sie eine Reihe von Standardfragen zu erwarten, die Sie richtig oder falsch beantworten können. Zum Beispiel:

Hatten Sie Schwierigkeiten, uns zu finden?

Die richtige Antwort lautet immer „nein“, denn Sie haben sich informiert und genug Zeit eingeplant, um rechtzeitig anzukommen.

Wissen Sie etwas über diese Firma?

Ja, das tun Sie, denn Sie haben einige Forschung betrieben. Sagen Sie, was Sie wissen, und erwähnen Sie alles, was Sie an der Firma und ihren augenblicklichen Aktivitäten besonders interessiert.

Warum wollen Sie diese Stelle?

Sie könnten erwähnen, daß Sie für eine fortschrittliche/traditionelle Firma arbeiten möchten oder daß Sie sich besonders der Firmenpolitik bezüglich Umwelt/soziale Projekte/Grundlagenforschung oder was auch immer verschrieben haben. Dies ist auch eine Gelegenheit, Ihre Bereitschaft zu erwähnen, mehr zu lernen und sich weiterzubilden.

Welche speziellen Qualitäten können Sie in diesen Job einbringen?

Sie werden Ihre starken und schwachen Punkte kennen, und jetzt sollten Sie bei ersteren verweilen. Stellen Sie sicher, daß alle Ihre Angaben auf die Erfordernisse der Stellung abgestimmt sind.

„Ich ersehe aus Ihrem Lebenslauf, daß (und so weiter)... Wäre das nicht ein Nachteil für diese Stellung?"

Der Interviewer ist Ihren Lebenslauf durchgegangen und hat die schwachen Punkte markiert. Sie müssen darauf vorbereitet sein, ihnen einen positiven Anstrich zu geben. Wenn Sie zum Beispiel noch keine Erfahrung in dem Job haben, den Sie möchten, könnten Sie beispielsweise Ihre Bereitwilligkeit zu lernen betonen.

All diese Antworten haben eines gemeinsam. Sie sind so, wie der Interviewer sie hören möchte. Wenn Sie über die Stellung nachgedacht haben, um die Sie sich bemühen, und ein bißchen von der Firma wissen, werden Sie besser in der Lage sein, vernünftige Antworten zu geben.

In irgendeinem Stadium des Vorstellungsgespräches, gewöhnlich zum Schluß, wird man wissen wollen, ob Sie selbst noch irgendwelche Fragen haben. Auch hier lautet der Rat, die Gelegenheit zu nutzen, um einen guten Eindruck zu machen. Wenn Sie gar nichts fragen oder nur sagen, daß schon alles besprochen worden ist, erwecken Sie den Eindruck, als ob Sie nur so schnell wie möglich wieder zur Tür hinaus möchten. Gute Fragen, die Sie stellen könnten, beziehen sich auf die Möglichkeiten zur Beförderung und/oder Ausbildung, die Zukunftsaussichten der Firma und die Art, in der sich die Stellung, um die sich bewerben, in die Firmenstruktur einfügt. Es ist in Ordnung, nach Bezahlung und Urlaub zu fragen, wenn diese Dinge nicht bereits behandelt worden sind, aber das sollten nicht Ihre einzigen Fragen sein, denn sonst entsteht der Eindruck daß Sie nur interessiert, was Sie aus der Firma herausholen können.

Auch gut vorbereitete Kandidaten können unter der Belastung eines Vorstellungsgesprächs leiden. Dies kann zu unruhigem Verhalten führen, wie auf dem Stuhl hin und her zu rutschen oder keinen Augenkontakt mit dem Fragesteller halten. Der Streß kann auch bewirken, daß Sie Ihre vorbereiteten Antworten vergessen und Ihre besten Punkte unerwähnt lassen, nur um ein wenig schneller fertig zu werden. Die Bachblütenessenzen können sich als sehr nützlich zur Behandlung solcher Probleme erweisen, zum Beispiel:

Angst vor dem Vorstellungsgespräch und Schüchternheit würden *Mimulus* erfordern.

Agrimony hilft, wenn innere Aufgewühltheit hinter einem heiteren Äußeren verborgen wird.

Larch wirkt gegen Mangel an Selbstvertrauen.

Elm wäre nützlich, wenn Sie zwar normalerweise fähig und selbstsicher sind, sich jedoch jetzt überwältigt fühlen, weil so viel für Sie davon abhängt, genau diese Stelle zu bekommen.

Wenn jemand zu begeistert ist und sich so sehr bemüht, daß es ihn verkrampft und besorgt macht, ist *Vervain* die zu wählende Blütenessenz.

Rescue Remedy ist ein nützlicher Helfer bei Nervosität und Angst in letzter Minute.

Nach dem Vorstellungsgespräch bekommen Sie die Stelle oder auch nicht. Wenn Sie sie nicht bekommen, ist es wichtig, nicht zu niedergeschlagen zu sein. Von all den Kandidaten kann nur einer ausgewählt werden, und nächstes Mal könnten Sie der Glückliche sein. *Gentian* ist die Blütenessenz, um die Entmutigung zu überwinden, die Ihre Suche in der Zukunft behindern könnte. Wenn Sie mehrere Male in der Phase des Vorstellungsgespräches gescheitert sind, lohnt es sich, Ihre Technik darin erneut zu überprüfen, um zu sehen, ob Sie etwas tun, das Sie nicht tun sollten, oder umgekehrt. *Chestnut Bud* ist die Blütenessenz, die Ihnen hilft, aus wiederholten Fehlern zu lernen.

Streß und Überarbeitung

Vor nicht allzu langer Zeit glaubte man, weil Maschinen immer mehr Arbeit verrichten, brauchten die Menschen weniger zu tun. Man behauptete sogar, daß das Hauptproblem des Menschen Ende des 20. Jahrhunderts darin bestünde, seine zunehmende Freizeit auszufüllen. Die Realität hat jedoch etwas ganz anderes gezeigt. In den meisten westlichen Ländern geht sowohl für Arbeitnehmer als auch für Arbeitgeber der Trend dahin, länger als jemals zuvor zu arbeiten. Die Meinungen darüber, warum das so ist, gehen auseinander. Einige geben den wirtschaftlichen Problemen und der Unsicherheit am Arbeitsplatz die Schuld, die bewirken, daß die Glückspilze, die im Besitz einer Stellung sind, härter arbeiten, um sicherzustellen, daß sie nicht auf der nächsten Entlassungsliste stehen. Eine andere Vermutung besagt, daß die Automation, durch die wir in kürzerer Zeit mehr produzieren können, mehr Anforderungen an die menschliche Seite des Produktionsverfahrens stellt und Menschen zwingt, ihre ganze Kraft einzusetzen, um Schritt halten zu können. Noch andere sprechen von der Notwendigkeit, auf dem Weltmarkt mit den Billiglöhnen anderer Länder konkurrieren zu können, oder sehen einen Mangel an geeigneten Fachkräften, der zur Folge hat, daß die wenigen, welche die Fähigkeit für eine bestimmte Tätigkeit haben, schließlich für zwei oder drei Leute arbeiten.

Was immer die soziale Ursache des Problems sein mag, es besteht kein Zweifel an seiner Wirkung auf das Individuum. Anspannung, Streßkrankheiten und Überarbeitung sind heute weiter verbreitet als zu irgendeiner Zeit in der Geschichte des Menschen. Sie sind der Preis, der für industriellen Fortschritt, wirtschaftlichen Erfolg und materiellen Wohlstand zu zahlen ist.

Die Ironie des Schicksals besteht darin, daß diese modernen Zivilisationskrankheiten eigentlich eine uralte Reaktion des Körpers auf Gefahr sind. Ihre Ursache liegt in der Notfallfunktion, die den Körper darauf einstellt, schnell und entschieden zu handeln, wenn er mit einer Bedrohung fertig werden muß. Adrenalin wird freigesetzt, um mehr Blut in Muskeln und Gehirn zu pumpen, während gleichzeitig weniger Blut in die Haut fließt, so daß im Falle einer Verwundung des Körpers weniger Blut fließt. Augen und Ohren sind feinabgestimmt, um mehr Informationen aufnehmen zu können, und der ganze Körper wird in einen Spannungszustand versetzt, bereit zu handeln. Diese Veränderungen haben zum Ziel, eine körperliche Bedrohung abwenden zu können, und wenn Sie auf der Straße angegriffen werden, sind sie angebracht, damit Sie sich wirksamer verteidigen oder schneller weglaufen können. Und während Sie physisch handeln –

kämpfen oder laufen – werden Sie das Adrenalin und seine Wirkungen los und können zu Ihrem Normalzustand zurückkehren.

Streß kann von fast allem verursacht werden. Nach einem Bus zu rennen, die Fehlzündung eines Autos zu hören oder eine hohe Kreditkartenrechnung zu erhalten, all das verursacht auf seine eigene Weise Streß. Auch persönliche Auseinandersetzungen und kleinliche Meinungsverschiedenheiten haben ihre stressende Wirkung. Die von übermäßigem Streß verursachten Beschwerden sind ebenso unterschiedlich wie ihre Ursachen. Sie reichen von der Angstneurose über Asthma, Depressionen, Verstopfung, Sodbrennen, Schlaflosigkeit, Bluthochdruck bis zu nervösen Spannungen. Außerdem werden zahlreiche Leiden durch Streß verschlimmert oder ausgelöst, obwohl sie auch andere anerkannte Ursachen haben. Die Liste reicht hier von relativ kleinen Beschwerden wie Erkältungen, Grippe, Hautkrankheiten und Kopfschmerzen bis zu eventuell lebensbedrohenden Krankheiten wie Herzversagen, Geschwüre und Krebs. Dr. Vernon Coleman schreibt in *Stress und Relaxion*, daß bis zu 95 Prozent aller Krankheiten zumindest teilweise auf Streß zurückgeführt werden können.

Der moderne Mensch ist aus zwei Gründen besonders streßgefährdet. Einerseits ist die Art des Körpers, mit streßerzeugenden Reizen umzugehen, nicht mehr angebracht. Ein Thriller, den man im Fernsehen sieht, wird dieselben physischen Reaktionen auslösen wie eine reale Gefahrensituation. Adrenalin wird ausgeschüttet, wenn Ihr Chef Sie bittet, eine dringende Bestellung rechtzeitig zu bearbeiten, oder wenn Sie Gerüchte von Entlassung hören. Aber Sie können nicht gegen das Fernsehen kämpfen oder vor Ihrem Chef fortlaufen oder einem nur in der Vorstellung vorhandenen Entlassungsbescheid die Stirn bieten. Daher muß der Körper lernen, anstatt die Effekte der Reize abzuarbeiten, mit ihnen zu leben. Das Ergebnis ist zunehmende ständige Abnutzung des Körpers und weniger Widerstandskraft gegen Krankheit.

Das zweite Problem in unserer Zeit ist die enorme Menge von Reizen überall um uns herum. Werbung, Unterhaltung, Mode, Reisen verdanken ihren Einfluß (und einen großen Teil ihrer Anziehung) der Tatsache, daß sie Streß verursachen und uns das Gefühl geben, lebendiger und wacher zu sein. Dies wäre schön, wenn die Streßfaktoren dünn gesät wären, aber leider kommen sie in unerbittlichen Wellen auf uns zu. Es gibt kein Entrinnen, was zur Folge hat, daß die Notfallfunktion zur Normalfunktion wird. Das Ergebnis ist physische und geistige Erschöpfung, die ständige Nervosität und Eile, mit der viele von uns tagtäglich leben.

Die meisten Männer würden zustimmen, daß der mit Unterhaltung und Werbung verbundene Streß verhältnismäßig gering ist im Vergleich zu dem Streß am Arbeitsplatz. Und es scheint wenig Zweifel daran zu geben, daß Überarbeitung vermutlich die einzige Ursache von Streß bei berufstätigen Männern ist. Die Personalvermittlungsorganisation Austin Knight veröffentlichte im Oktober 1995 einen Artikel, demzufolge 81 Prozent aller befragten britischen Männer 40 Stunden und mehr in der Woche arbeiten und über ein Drittel mehr als 50 Stunden. (56 Prozent der berufstätigen Frauen arbeiten 40 Stunden pro Woche, 13 Prozent mehr als 50 Stunden.) Bei leitenden Angestellten waren die Bedingungen sogar noch schlimmer, 45 Prozent der Befragten arbeiteten 50 Stunden und mehr. Diese Zahlen sind um so beunruhigender, als die betreffenden Tätigkeiten fast ausschließlich im Sitzen ausgeübt werden, so daß nur wenig Gelegenheit besteht, die physischen Wirkungen von Streß abzuarbeiten. In Verbindung mit unserem Anspruch, jedes Jahr mehr zu verdienen und konsumieren zu wollen, führt dies mit Sicherheit in die Katastrophe. Angesichts dessen ist es kaum überraschend, daß jährlich Millionen Arbeitstage infolge von Streßkrankheiten ausfallen.

Es gibt zwei Möglichkeiten, wie man die Bachblütenessenzen bei Streß und den Auswirkungen von Überarbeitung einsetzen kann. Die erste und einfachste besteht darin, sich mit den akuten Problemen zu befassen, die eine schnelle Lösung erfordern. In vielen solcher Fälle ist *Rescue Remedy* die erste Wahl, da es die fünf Blütenessenzen enthält, die viele der unmittelbar mit Streß verbundenen Probleme bewältigen helfen: *Star of Bethlehem* bei Schock; *Rock Rose* gegen Panik; *Impatiens* bei Ärger, Erregung und Reizbarkeit; *Clematis* gegen Schwäche; *Cherry Plum* gegen den Verlust der Beherrschung und gegen Hysterie. *Rescue Remedy* kann man immer bei sich haben, und vier Tropfen in einem Glas Wasser werden die Symptome schnell beheben, wann immer eine Krise bei der Arbeit sie verursacht.

Wenn man mit einzelnen Blütenessenzen arbeitet, kann man mit einer Blütenessenz oder einer Kombination von mehreren genau das emotionale Problem ansprechen, mit dem man es zu tun hat. Der Überarbeitung, die zu Ermüdung führt, könnte man zum Beispiel mit *Olive* abhelfen, während Menschen, die aus irgendeinem Grund behindert werden und sich daher frustriert und verärgert fühlen, von *Impatiens* profitieren.

Das führt zu der zweiten Möglichkeit, wie die Blütenessenzen helfen können. Statt Krisenmanagement zu betreiben, also *Impatiens* zu nehmen, wenn man ungeduldig ist, oder *Olive* bei Ermüdung, ist es möglich (und ratsam), tiefer in das Problem hineinzugehen. Handelt es sich bei *Impatiens* um Ihre Typ-Blütenessenz, weil Ungeduld und

Schnelligkeit Ihre charakteristischen Merkmale sind? Oder liegt der Ungeduld, die Sie fühlen, ein anderer emotionaler Zustand zugrunde, zum Beispiel Groll oder Schuldgefühl? Im ersten Fall wäre *Willow* die zu wählende Blütenessenz, während Ihnen bei Schuldgefühl *Pine* nützen würde. Ist Ihre Müdigkeit ein chronisches Problem, verursacht von Ihrer Unfähigkeit, nein zu sagen (*Centaury*), oder fühlen Sie sich müde, weil Ihr Enthusiasmus Sie dazu verleitet hat, zuviel zu tun (*Vervain*)? In all diesen Fällen sind unterschiedliche Blütenessenzen erforderlich, um die eigentlichen Ursachen zu behandeln. Und nur indem man die eigentlichen Ursachen – und die damit verbundenen Arbeitspraktiken – behandelt, kann man eine befriedigende Lösung für Streß und Überarbeitung finden.

Wenn Sie langfristiges Streßmanagement betreiben wollen, müssen Sie als erstes verstehen, welche Art von Mensch Sie sind. Menschen, die unter Streß leiden, sollten zunächst gründlich beobachten, wie sie auf Streß reagieren und welche Ereignisse sie in erster Linie in Streß versetzen. Stellen Sie sich folgende Fragen:

Wie gut kann ich nach der Arbeit abschalten?
Gibt es bestimmte Anlässe bei der Arbeit (Konferenzen, Termindurck etc.), die mir besonderen Streß bereiten?
Beeinträchtigt die Arbeit mein familiäres und/oder gesellschaftliches Leben?
Kann ich nachts nicht schlafen?
Bin ich immer unter Zeitdruck?
Bin ich müde, wenn ich morgens aufwache?
Wie viele Mahlzeiten lasse ich in der Woche aus, weil ich zu beschäftigt bin, um zu essen?
Neige ich dazu, mehr Arbeit zu übernehmen, auch wenn ich weiß, daß ich sie nicht rechtzeitig erledigen kann?

Wird mir am Wochenende unwohl bei dem Gedanken, am Montag wieder zur Arbeit zu gehen?
Arbeite ich, um zu leben, oder lebe ich, um zu arbeiten?
Wie gut kann ich nein sagen?
Gibt es Arbeitskollegen, die eine negative Wirkung auf mich haben? Wenn ja, was haben diese Leute an sich, das ich anstrengend finde?

Sie können auch ein Tagebuch führen, in dem Sie die Zeiten und Anlässe notieren, bei denen Sie sich besonders unter Druck fühlen. Über Tage und Wochen wird dies ein umfassendes Bild davon ergeben, welche Situationen Sie besonders anstrengend finden. Auch kann es Ihnen Hinweise auf die Dinge geben, die Sie vielleicht vermeiden sollten. All das können Sie benutzen, um ein tieferes Verständnis von sich selbst zu gewinnen, oder in der Bachblüten-Terminologie, mehr Informationen über Ihren Typ. Wohlgemerkt, wenn Sie eine bestimmte Situation anstrengend finden, ist das nicht unbedingt so, weil etwas an Situationen dieser Art von Natur aus anstrengend ist. Es wird eher eine Kombination von drei Elementen sein: die Situation selbst, Ihre Persönlichkeit und die Art, wie Sie mit der Situation umgehen. Wenn Sie die Wahrscheinlichkeit vermindern wollen, daß der Streß wieder auftritt, müssen Sie alle drei Elemente verstehen und berücksichtigen.

Es gibt natürlich keine Abkürzungen auf dem Weg zu Ihrer Blütenessenz. Die Ja-Antworten auf oben gestellte Fragen lassen sich nicht zu *dem* unfehlbaren Rezept addieren. Wohl aber können Ihnen die genannten Techniken helfen, sich auf Ihre Persönlichkeit zu konzentrieren und darauf, wie Sie in bestimmten Situationen reagieren.

Wer zum Beispiel schlecht abschalten kann und endlose innere Dialoge führt, könnte von *White Chestnut* profitieren. Das ist die Blütenessenz für Leute, die auf Streß reagieren, indem sie die Dinge innerlich ständig wiederholen. Menschen des *Agrimony*-Typs haben ein ähnliches Problem. Sie versuchen, ihre Probleme hinter einem Lächeln zu verbergen, und schaffen das oft derart gut, daß ihre Arbeitskollegen ganz schockiert sind, wenn sie herausfinden, daß die Dinge längst nicht so gut laufen, wie es den Anschein hatte. Wie die Menschen im *White Chestnut*-Zustand leiden auch die *Agrimony*-Menschen sehr an Schlaflosigkeit, denn die während des Tages verdrängten Gedanken kommen nachts mit doppelter Kraft zurück. Um eine Ruhepause zu finden, greifen sie manchmal zu Alkohol oder Drogen und übertönen so ihre Sorgen. *Agrimony* kann ihnen helfen, sich ihren Sorgen zu stellen, statt vor ihnen davonzulaufen.

In all diesen Fällen kann auch das Aufstellen einer Strategie helfen, den durch die Sorgen verursachten Streß zu vermeiden oder zu verringern. Sie könnten beschließen, Ihre Sorgen mit anderen Menschen zu teilen. Sie könnten auch versuchen, täglich eine bestimmte Zeit (zwanzig Minuten genügen) einzuplanen, in der Sie nichts anderes tun, als sich zu sorgen, damit Sie sich während der übrigen Zeit Ihres Lebens freuen können. Immer, wenn Ihnen ein beunruhigender Gedanke kommt, notieren Sie ihn und vergessen ihn bis zu Ihrer Sorge-Zeit. Und indem Sie planen, wann und wie Sie sich sorgen wollen, ziehen Sie leichter konstruktive Ergebnisse aus Ihrer Sorge, statt sich endlos im Kreis zu drehen. *Elm*- und *Oak*-Menschen sind ebenfalls besonders streßanfällig und neigen dazu, zuviel zu übernehmen, weil sie Pflichten einfach gut bewältigen. Unter Streß beginnen *Elm*-Menschen jedoch manchmal, an Ihren Fähigkeiten zu zweifeln. *Oak*-Menschen hingegen werden unter allen Umständen weitermachen und schließlich zusammenbrechen. Wenn Sie in eine dieser Kategorien passen, werden die entsprechenden Blütenessenzen nicht nur die Wiederherstellung Ihrer nachlassenden Kraft und Ihres Selbstvertrauens unterstützen, sondern Ihnen auch helfen, die Gefahr zu erkennen, in der Sie schweben, wenn Sie ständig mehr tun, als Sie zu tun brauchen. Wenigstens sollten Sie lernen, die zu erledigende Arbeit nach Vorrang einzuteilen, so daß Sie keine Zeit mit verhältnismäßig unwichtigen Aufgaben vergeuden, während wichtige oder dringende Angelegenheiten unerledigt bleiben.

Auch *Vervain*-Männer müssen lernen, Prioritäten zu setzen, weil ihr natürlicher Enthusiasmus sie dazu bringen kann, sich Hals über Kopf in alle möglichen Aufgaben zu stürzen. Sie neigen ebenfalls dazu, sich über Dinge zu Tode zu sorgen, und wenn sie erst einmal eine Aufgabe übernommen haben, können sie sie nur schwer wieder abgeben. Folglich wird die Last, die sie tragen, immer schwerer, und wenn daran nichts geändert wird, brechen auch die *Vervain*-Männer schließlich zusammen. Die Blütenessenz sorgt für Ausgeglichenheit und versetzt sie in die Lage, vernünftigere Entscheidungen zu treffen und Pflichten abzugeben, statt alles auf dem eigenen Schreibtisch anzuhäufen.

Weitere Blütenessenzen, die gegen Arbeitsstreß helfen können, sind *Pine*, *Centaury* und *Rock Water*. *Pine* ist für die Männer, die nie mit ihrer Leistung zufrieden sind und dazu neigen, die Schuld für schiefgelaufene Dinge zu übernehmen, auch wenn es nicht ihr Fehler ist. Männer, die nur schwer nein sagen können, brauchen *Centaury*, die Blütenessenz für Menschen, die anderen von Natur aus bereitwillig helfen, was sie oft der Ausbeutung preisgibt. *Centaury*-Menschen müssen lernen, bestimmter aufzutreten und dafür zu sorgen, daß ihr eigener Arbeitsplan in Betracht gezogen wird, bevor sie die Arbeit anderer erledigen. Dies allein wird ihnen viel Überarbeitung und Streß ersparen. *Rock Water* ist die Blütenessenz für die Männer, die sich zu hohe Maßstäbe setzen und sich in Streß bringen, wenn sie ihnen nicht gerecht werden. Diesen Männern wäre schon viel geholfen, wenn sie freundlicher zu sich selbst sein und sich nicht an unnötig harte Fristen binden würden. Ein wohlverdienter Urlaub oder ein anderer geplanter Genuß ist eine gute Art, Streß zu vermindern, und wenn die Blütenessenz erst die harte Einstellung des *Rock Water*-Mannes gemildert hat, wird er sich hoffentlich erlauben können, gelegentlich in Ungnade zu fallen.

Zusammenfassend kann man sagen, daß die Bachblütenessenzen in jedem Fall angewendet werden können, in dem Überarbeitung und Streß das Berufsleben zu einer Belastung für die Gesundheit machen. Die genaue Wahl der Blütenessenzen hängt wie üblich von der Persönlichkeit des zu behandelnden Menschen und seiner Reaktion auf die an ihn gestellten Anforderungen ab. In allen Fällen setzt erfolgreiches Streßmanagement voraus, daß Sie Ihre Wesenszüge kennen, die Sie in stressige Situationen bringen. Oft besteht eine langfristige Lösung weitgehend darin, sich realistische Ziele zu setzen, nicht alles selbst machen zu wollen und Aufgaben nach Vorrang einzuteilen – mit anderen Worten, sich ein gutes Zeitmanagement anzueignen. Das Ziel besteht darin, Ihre Arbeit und Ihr übriges Leben wieder ins Gleichgewicht zu bringen, so daß Sie beides bei guter Gesundheit genießen können.

Verlust des Arbeitsplatzes

In der westlichen Welt ist ein Beruf nicht nur ein Mittel zum Zweck, sondern auch ein Zweck in sich selbst. Wenn Sie sagen, was Sie beruflich tun, entscheiden andere Leute, wer Sie sind. Der Verlust des Arbeitsplatzes ist demnach ein größeres Trauma im Leben der meisten Männer. Menschen, die ihre Persönlichkeit um ihren Beruf herum aufgebaut haben, können sich in extremen Fällen ihrer Identität beraubt fühlen. Sie sagen, dieser Mann ist ein Bäcker, jener ein Metzger, und ich bin überhaupt nichts.

Eine Entlassung kann jemanden aus heiterem Himmel treffen. Dies ist oft der Fall, wenn ein Unternehmen in Konkurs geht, denn die Unternehmensleitung wird versuchen, das Ausmaß des Problems vor der Belegschaft und den Gläubigern geheimzuhalten, in der Hoffnung, daß in letzter Minute doch noch ein Wunder geschieht. Angesichts einer so plötzlichen Entlassung ist *Rescue Remedy* eine naheliegende Wahl. *Star of Bethlehem* ist die Blütenessenz bei jeder Art von Schock, und *Rock Rose* wird benötigt, um die Panik (diese Bezeichnung ist durchaus angebracht) unter Kontrolle zu bringen, die manche bei der unerwarteten Nachricht befällt, daß sie ihren Lebensunterhalt und ihre Sicherheit verlieren werden, und das vielleicht nach vielen Jahren der Zugehörigkeit zu einer Firma.

Star of Bethlehem kann bereits eingesetzt werden, wenn Entlassungen zu erwarten sind. Da Menschen immer hoffen, verschont zu werden, auch wenn ihre Kollegen gehen müssen, verdrängen sie, daß sie in Gefahr schweben, und wenn die Nachricht dann kommt, ist sie um so schockierender. Weitere Blütenessenzen können ebenfalls in dieser Situation benötigt werden. In den Tagen, die der tatsächlichen Bekanntgabe vorausgehen, werden sich viele in einem *White Chestnut*-Zustand befinden, unfähig, sich auf irgend etwas zu konzentrieren, weil ihnen pausenlos sorgenvolle Gedanken durch den Kopf gehen. Andere verstecken ihre Sorgen vielleicht hinter einem Scherz und einem lachenden Gesicht, aber wenn sie innehalten, werden sie spüren, daß es in ihrem Inneren nicht so rosig aussieht. Ihre Blütenessenz ist *Agrimony*. Wenn ein Mann die Nachricht erhält, daß er zu denen gehört, die gehen müssen, kann das seinem Selbstvertrauen einen gewaltigen Stoß versetzen. *Larch* ist die Blütenessenz, die seinen Glauben an sich selbst wiederherstellt und ihm erkennen hilft, daß es nicht an ihm oder seinen mangelnden Fähigkeiten liegt, daß er nun nicht mehr gebraucht wird. *Pine* könnte denjenigen helfen, die sich selbst die Schuld oder Mitschuld an ihrer Entlassung geben. *Willow* ist die richtige Blütenessenz für alle, die mit Wut und Verbitterung auf jene blicken, die ihren Arbeitsplatz behalten haben.

Wer seinen Arbeitsplatz verloren hat, sollte sich auf keinen Fall dem Groll oder anderen negativen Emotionen anheimgeben. Dafür gibt es mehrere Gründe. Zunächst werden die Kollegen, ob sie ihren Job behalten oder nicht, nicht sehr glücklich über den Verlauf der Dinge sein, und viele von ihnen werden sich fragen, ob sie als nächste gehen müssen. Es besteht die Möglichkeit, daß sie sich genauso schuldig und aufgebracht fühlen wie Sie. Es ist also nicht nötig, ihnen das Leben noch schwerer zu machen. Der zweite Grund ist mehr in Ihrem eigenen Interesse. Es könnte die Möglichkeit bestehen, daß die Firma Sie wieder einstellt, wenn die Geschäftslage sich bessert, oder daß Sie gelegentlich als freier Mitarbeiter beschäftigt werden. Sie werden für keines von beidem in Betracht gezogen werden, wenn Sie Ihre negative Verfassung zur Schau stellen. Und schließlich haben Sie auch eine ganze Menge zu tun, zum Beispiel Arbeitslosenunterstützung zu beantragen und Ihre Finanzen zu regeln. Sie können es sich also wirklich nicht leisten, Ihre kostbare Zeit mit Selbstmitleid zu vergeuden.

Unabhängig davon, ob Sie eine große Abfindung bekommen oder nicht, müssen Sie sich bald entscheiden, was Sie mit Ihrem Leben anfangen wollen. Einerseits sollten Sie nicht so tun, als ob Sie lediglich Urlaub hätten, und die Hälfte Ihres Geldes ausgeben, bevor Sie ausgerechnet haben, ob Sie sich das leisten können oder nicht. Andererseits sollten Sie auch nicht panikartig den ersten ungeeigneten und unterbezahlten Job annehmen, den Sie bekommen können. Planen Sie. Fragen Sie sich unter anderem:

Möchte oder muß ich überhaupt arbeiten?
Nach einer neuen Stellung zu suchen, kann eine Art gedankenloser Reflex sein. Vielleicht wären Sie glücklicher, wenn Sie früher in den Ruhestand gehen würden, oder könnten eventuell mit einem Teilzeitjob auskommen, der Ihnen Zeit lassen würde, einen anderen Beruf zu erlernen oder etwas zu tun, wofür Sie nie Zeit hatten. Erwägen Sie alle Möglichkeiten gründlich, bevor Sie irgend etwas unternehmen.

Wieviele Ausgaben kann ich mir leisten?
Wenn Sie von einer Abfindung leben, machen Sie jetzt Pläne für die Zeit, in der das Geld ausgeht. Entledigen Sie sich Ihrer Kreditkarten. Nehmen Sie Kontakt auf mit der Bausparkasse, der Bank, der Versicherung und teilen Sie ihnen mit, daß Sie arbeitslos sind, bevor Sie in Schwierigkeiten geraten. Wenn Sie all dies rechtzeitig tun, werden Sie die Sache besser unter Kontrolle haben und imstande sein, Ihr Leben fortzusetzen, ohne sich zu sehr um das Geld zu sorgen.

Was interessiert mich wirklich?
Die meisten Menschen üben Berufe aus, die nicht viel mit dem zu tun haben, was sie wirklich gern tun. Welche Dinge würden Sie tun, wenn Sie könnten, und ist es möglich, daß dies Ihre Chance ist, auf die Erfüllung Ihrer Träume hinzuarbeiten? Wenn das der Fall ist, war der Verlust Ihrer Arbeitsstelle vielleicht das beste, was Ihnen passieren konnte.

Was sind die wichtigsten Dinge in meinem Leben?
Versuchen Sie, Ihre nächste Arbeitsstelle und Ihre zukünftige Karriere in einem größeren Zusammenhang zu sehen. Angenommen, Sie nehmen einen Verkaufsjob an, in dem aggressive Methoden eingesetzt werden müssen und der Sie zu ständigem Umherreisen zwingt. Könnten Sie damit umgehen, daß Sie fast nie zu Hause sind und Ihre Kinder selten zu Gesicht bekommen? Oder angenommen, Sie lieben das Leben auf dem Land. Lohnt es sich für Sie, in die Stadt zu ziehen, weil eine Arbeitsstelle nur dort zu bekommen ist?

Wenn Sie beschlossen haben, eine neue Stelle anzunehmen, und sich über Ihre Prioritäten und die Art der Arbeit, die Sie ausüben möchten, klar sind, dann sind Sie bereit, um mit der Stellensuche zu beginnen. Leider kann sich dies als besonders schwierig erweisen, wenn Sie gerade entlassen wurden. Vermutlich haben Sie sich lange Zeit nicht auf dem Arbeitsmarkt umgesehen, und ihre Fähigkeiten in Sachen Stellensuche sind möglicherweise ein wenig eingerostet. Es kann auch sein, daß der Beruf, in dem Sie gearbeitet haben, nicht mehr so gefragt ist, wie Sie gehofft haben. In diesem Fall sollten Sie eine Weiterbildungs- oder Umschulungsmaßnahme in Betracht ziehen. Manchmal genügt auch schon Ihre Bereitschaft, an einem Weiterbildungslehrgang teilzunehmen, um Ihren potentiellen Arbeitgeber davon zu überzeugen, daß er Ihnen ein Chance geben kann.

Sie können auch staatliche Hilfe in Anspruch nehmen. Es gibt Arbeitsbeschaffungsmaßnahmen, Wiedereingliederungsprogramme, Umschulungsmöglichkeiten und Weiterbildungsprogramme, die von den Arbeitsämtern vermittelt und oft sogar finanziert werden. Angesichts der Tatsache, daß sich das Angebot an solchen Programmen immer wieder ändert, lohnt sich die Nachfrage beim

Arbeitsamt auf jeden Fall – selbst wenn Sie denken, daß es für einen Menschen in Ihrer Lage sicherlich kein passendes Programm gibt.

Auch Ihr Alter kann ein Problem bei der Stellensuche sein. Viele Personalchefs stehen älteren Bewerbern kritisch gegenüber, weil sie sie für weniger lernbereit, ehrgeizig oder flexibel halten. Solche Vorbehalten können Sie dadurch entkräften, daß Sie Ihre eigenen Ansichten über die Dinge von Anfang an klar zum Ausdruck bringen. Weisen Sie darauf hin, daß es Ihnen durchaus gelungen ist, mit Ihrer Arbeitslosigkeit fertigzuwerden, obwohl sie finanzielle Einbußen und eine beachtliche Anpassungsleistung an einen neuen Lebensstil mit sich brachte. Erwähnen Sie alle beruflichen Veränderungen, die Sie früher vorgenommen haben, und vergessen Sie nicht, Ihre Fähigkeiten und Ihre reiche Erfahrung zu erwähnen und natürlich Ihre Bereitschaft, neue Arbeitsweisen und Ideen kennenzulernen und anzuwenden. Sprechen Sie über alle Kenntnisse, die Sie haben, und darüber, wie Sie diese Ihrer neuen Aufgabe anpassen würden. Wenn Sie danach immer noch nicht in die engere Wahl gezogen werden, hängt der Personalchef in veralteten Denkstrukturen fest und ist nicht lernfähig – Sie jedenfalls nicht!

Leider wird nicht jeder, der arbeiten möchte oder muß, so schnell Arbeit finden, wie er gern würde. Probleme, die sich aus der Langzeitarbeitslosigkeit ergeben, können Sie vermeiden, wenn Sie ein paar einfache Vorbeugungsmaßnahmen treffen.

Halten Sie sich körperlich fit.

Wenn Sie regelmäßig Sport treiben oder etwas für Ihren Körper tun, werden Sie ein besseres Selbstwertgefühl und eine bessere Ausstrahlung haben. (Siehe Kapitel 7.)

Lassen Sie sich Zeit.
Akzeptieren Sie die Tatsache, daß es mehrere Monate oder sogar Jahre dauern kann, bis Sie die richtige Stelle finden. Planen Sie eine ausgedehnte Kampagne und bereiten Sie sich innerlich darauf vor, den ungleichen Kampf mehr als einmal zu verlieren.

Seien Sie freundlich zu sich selbst.
Ohne Arbeit zu sein, hat auch seine guten Seiten. Sie können im Bett bleiben, wenn Sie wollen, Sie können Ihre Kinder besser kennenlernen, Sie können im Garten sitzen und einen Roman lesen. Haben Sie kein schlechtes Gewissen wegen der Dinge, die Sie genießen. Ihre Stellensuche wird nicht darunter leiden.

Kennen Sie Ihren Wert.
Erstellen Sie eine Liste von allen Dingen, in denen Sie gut sind, und allen denkbaren Begründungen, warum Sie ein wunderbarer Mensch sind. Machen Sie es sich zur Gewohnheit, sich diese Liste mehrmals am Tag durchzulesen. Anfangs mag es Ihnen seltsam vorkommen, das zu tun, aber Sie geben sich damit nur selbst ein bißchen Auftrieb – so wie es vielleicht ein Manager tut, der vor der Fahrt zur Arbeit seinen Firmenwagen bewundert. Der einzige Unterschied besteht darin, daß Sie etwas bewundern, was wirklich Ihnen gehört und was Ihnen niemand je nehmen kann. All das betrifft Menschen, die noch nie einen Job gehabt haben, ebenso wie jene, welche ihren Job aufgegeben haben oder denen gekündigt worden ist. Die Bachblütenessenzen können ihnen allen in gleicher Weise helfen. Zum Beispiel:

Es geschieht allzu leicht, daß man den Mut verliert, wenn die Dinge nicht so gut laufen wie erhofft oder wenn ein vielversprechendes Interview wieder mal einen

Ablehnungsbrief zur Folge hat. *Gentian* ist die Blütenessenz, die bei solchen Rückschlägen hilft.

Gegen die Hoffnungslosigkeit und den Zweifel, jemals den gewünschten Job zu finden, hilft *Gorse.*

Die emotionale und geistige Erschöpfung, die dazu führt, daß man sich zu schwach glaubt, um überhaupt in Gang zu kommen, wird mit *Hornbeam* behandelt.

Wenn Sie so mit Ihren eigenen Problemen beschäftigt sind, daß Sie jedermann Ihr Leid klagen, auch wenn es unangebracht ist, wird Ihnen *Heather* helfen, Ihre Probleme wieder im richtigen Licht zu sehen.

Haß auf die Welt, von der man sich abgelehnt fühlt, kann mit *Holly* behandelt werden.

Verärgerung und Selbstmitleid erfordern *Willow.*

Männer, die sich von der Sorge für ihre Familie überwältigt fühlen, benötigen *Elm.*

Bei Angst, daß Ihren Lieben wegen Ihrer Arbeitslosigkeit etwas Schreckliches geschehen wird, ist *Red Chestnut* angezeigt.

Echte Zukunftsangst wird mit *Mimulus* behandelt.

Mit Hilfe der Blütenessenzen, der Unterstützung von Freunden und Familie und der Förderung durch die vielen Dienststellen, die eingerichtet sind, um arbeitssuchenden Menschen zu helfen, werden Sie Erfolg haben. Es mag Zeit erfordern, aber die haben Sie im Augenblick reichlich. Ergreifen diese unerwartete Gelegenheit, um zu erforschen, wer Sie sind und wohin Sie gehen wollen, bevor Sie zur Tat schreiten.

KAPITEL 5 – VATER WERDEN UND VATER SEIN

Wir bekommen ein Baby

Jeder weiß, daß Frauen einen mütterlichen Instinkt haben, den dunklen und unergründlichen Wunsch, Kinder zu haben, der es nicht hinnimmt, enttäuscht zu werden, während Männer es vorziehen, nicht zuviel mit ihren Kindern konfrontiert zu werden, und es ihnen größtenteils egal ist, wenn sie keine haben.

Der ganze letzte Abschnitt ist natürlich Unsinn, aber vor nicht allzu langer Zeit wäre er als Ausdruck eines mehr oder weniger gesunden Menschenverstands akzeptiert worden. In den sechziger Jahren grenzte die Vorstellung eines Vaters, der Windeln wechselt oder Kinder badet, ganz zu schweigen davon, daß er bei der Geburt seines Kindes anwesend ist, an Revolution. Heute gilt all das bei den meisten Vätern und werdenden Vätern als vollkommen normal. Die Dinge haben sich in einem solchen Maß geändert, daß der Vater, der nicht bei der Geburt seiner Kinder anwesend sein möchte, heute irgendwie als ein komischer Kauz angesehen wird. Der Vater, der sich weigert, eine schmutzige Windel zu wechseln, ist einfach ein Anachronismus.

Diese beiden Extreme verstellen den Blick auf die breite Palette von Emotionen, die wirkliche Menschen fühlen. Während für viele Männer die Geburt ihres Kindes eine absolute Sternstunde im Leben darstellt, möchten andere keine Kinder haben und, wenn doch welche kommen, so wenig wie möglich an der unangenehmen

Seite des Kinderhabens beteiligt sein. Es gibt aufschlußreiche Beweise dafür, daß einige Männer, die bei der Geburt ihrer Kinder anwesend sind, emotionale Probleme haben. Diese können von einfacher Empfindlichkeit und einem Verlust des sexuellen Interesses an der Partnerin bis zu Schuldgefühl wegen der von ihr erlittenen Schmerzen reichen. Es gibt sogar Männer, die dem Baby den Schmerz übelnehmen, den es seiner Mutter verursacht hat. Bei all diesen emotionalen Problemen können die Bachblütenessenzen helfen. Gegen physische Empfindlichkeit wäre *Crab Apple* als erste Blütenessenz in Betracht zu ziehen, gegen Schuldgefühl *Pine* und gegen Groll *Willow*. Aber Vorbeugen ist besser als Heilen, und ein widerstrebender Mann sollte nicht gedrängt werden, bei der Geburt anwesend zu sein, wenn ihn diese Aussicht wirklich aufregt.

Für die meisten Männer jedoch stellt die Anwesenheit bei der Geburt ihres Kindes eine der großen Erfahrungen im Leben dar. Aus persönlicher Erfahrung bin ich sicher, daß die Geburt unserer beiden Kinder uns mehr Erfüllung und Zufriedenheit gegeben hat als alles andere, was wir gemeinsam erlebt haben.

In jedem Fall wird der werdende Vater beinahe sicher mit Problemen konfrontiert, für deren Lösung er nicht gut ausgerüstet ist. Während heranwachsende Mädchen ermuntert werden, Interesse an Babys und der Betreuung kleinerer Kinder zu zeigen, gilt es unter Jungen als „cool", überhaupt kein Interesse an all dem zu bekunden. Folglich ist der durchschnittliche Mann außerordentlich schlecht darauf vorbereitet, Vater zu werden und sich die Veränderungen vorzustellen, die in seinem Leben eintreten werden, ganz zu schweigen davon, daß er sich eingehend damit befassen will.

Die Nachricht, daß ein Mann bald Vater sein wird, zieht eine unvermeidliche emotionale Aufladung nach sich, mit der es fertigzuwerden gilt. Je nach seiner Persönlichkeit und der bestehenden Situation kann er Erregung fühlen, Besorgnis, Angst, Ärger (vielleicht wollte er kein Kind oder hat das Gefühl, vorsätzlich ins Netz gelockt worden zu sein), Euphorie, Sorge oder eine große Woge der Liebe zu seiner Partnerin und der Welt im allgemeinen. Wenn die Dinge erst einmal geregelt sind, verbleiben als häufigste Gefühle Erwartung und Besorgnis.

Freudige Erwartung ist nur dann ein Problem, wenn die Gegenwart darüber zu kurz kommt, weil Sie ständig für die Zukunft planen. Es hat wenig Zweck, sich neun Monate lang zu überlegen, ob die kleine Julia oder der kleine Jan später auf die Universität gehen sollte oder nicht, wenn Sie das davon abhält, Ihrer Partnerin bei der Umgestaltung der Wohnung zu helfen. *Clematis* ist die Blütenessenz, die der Neigung entgegenwirkt, die Gegenwart den Gedanken an die Zukunft zu opfern.

Besorgnis ist eher ein Problem. Oft dreht sie sich um die Partnerin oder um das Baby. Werden beide die Geburt gut überstehen? Wie wird Ihre Partnerin damit zurechtkommen, Mutter zu sein? Wird das Baby gesund sein? Dies sind *Red Chestnut*-Ängste, denn sie beruhen auf übermäßiger Besorgnis um das Wohlergehen geliebter Menschen. Der Ausdruck „übermäßige Besorgnis“ könnte seltsam erscheinen, denn wie könnte Ihre Fürsorge in diesem Fall zuviel des Guten sein? Das Problem besteht darin, daß Angst ein lähmender und ansteckender Zustand ist. Übertriebene Besorgnis kann die ganze Schwangerschaft für Sie und Ihre Partnerin zu einem Alptraum machen. *Red Chestnut* wird eingesetzt, um dies zu verhindern.

Weitere Ängste betreffen spezifische, klar zu benennende Möglichkeiten. Sie können Angst haben, die Verantwortung für ein Kind zu übernehmen, oder Angst davor, den für den Unterhalt der Familie nötigen Job zu verlieren oder nicht finden zu können. *Mimulus* ist die Blütenessenz für diese bekannten Ängste. Sie wird Ihnen helfen, es mit ihnen aufzunehmen, statt ihnen nachzugeben. Wenn Sie also Geldsorgen haben, werden Sie besser imstande sein, die Angst zu analysieren und Hilfe zu suchen, um vielleicht schneller einen besser bezahlten Job zu finden. Und wenn die Verantwortung Sie erschreckt, ist dies eine gute Gelegenheit, um etwas über Vaterschaft zu lernen und sich darauf vorzubereiten.

Eine dritte Art von Angst äußert sich in einem vagen Gefühl von Bedrohung und bevorstehender Katastrophe, die keinen bestimmten Grund hat. Dies ist *Aspen*-Angst, die zwar irrational, aber keineswegs weniger stark ist.

Ängste jeder Art führen zu Sorge, die an sich ein schwächender Zustand sein kann, nicht zuletzt, weil sie zu schlaflosen Nächten und Streß führt. *White Chestnut* ist die Blütenessenz gegen ständige Sorge und bedrückende, unerwünschte Gedanken. Für Menschen, die äußerlich keinerlei Sorgen zu haben scheinen, wohl aber innere Qualen erleiden, ist *Agrimony* die zu wählende Blütenessenz.

Wie bereits empfohlen, sollten sich werdende Väter möglichst bald auf ihre neue Rolle vorbereiten. Menschen sind leider keine instinktiven Eltern mehr und müssen daher eine Menge lernen. Für Männer ist die beste Gelegenheit, um damit zu beginnen, der Geburtsvorbereitungskurs, den sie gemeinsam mit ihrer Partnerin besuchen. Die meisten Frauen haben es gern, wenn ihre Partner sie begleiten und die wesentlichen Entspannungs- und Massagetechniken lernen, die angewandt werden, um Frauen durch die Wehen zu helfen. Auch wenn der Mann alles Gelernte vergißt, wird sich im Augenblick der Bewährung herausstellen, daß der Kurs zumindest das

Gefühl gestärkt hat, daß beide gemeinsam an etwas arbeiten müssen. Und wenn auch sonst nichts, kann er ihr wenigstens emotionale Unterstützung und eine Hand zu halten bieten und ihr während der ganzen Zeit zur Seite stehen.

Diese Unterstützung wird natürlich die ganze Schwangerschaft hindurch benötigt. Die während der Schwangerschaft in einer Frau vor sich gehenden physischen und emotionalen Veränderungen sind bedeutend, und wir Männer können die damit verbundenen Schwierigkeiten wirklich nur erahnen. Auch wenn Sie diese Gefühle nicht ganz zu teilen vermögen, können Sie versuchen, auf indirekte Weise zu helfen.

Erstens, machen Sie Zugeständnisse. Ihre Partnerin könnte sich manchmal frustriert fühlen und wütend sein, weil sie nun auf Dinge verzichten muß, die sie als selbstverständlich ansah. Dies könnte sie dazu bringen, ihre Frustration an Ihnen auszulassen, und es kann schwer sein, darauf nicht zu reagieren. Sie könnten ihr taktvoll ein paar Blütenessenzen empfehlen, etwa *Beech* gegen Intoleranz und *Cherry Plum* gegen den Verlust von Beherrschung, aber achten Sie auch auf Ihre eigenen Reaktionen. Wenn Sie eingeschnappt sind oder einen Wutanfall bekommen, tun Sie niemandem etwas gutes. Nehmen Sie *Willow* gegen ersteres und *Cherry Plum* gegen das zweite.

Zweitens, versuchen Sie zuzuhören. Männer sind nicht besonders gut, wenn es darum geht, über Emotionen zu reden, und scheinen zu glauben, daß man auf ein gefühlsarmes Leben stolz sein kann. Doch wenn Sie nicht versuchen, die Gefühlswelt Ihrer Frau zu verstehen, nehmen Sie nicht wirklich an ihrer Erfahrung teil und können ihr nicht in dem Maße eine Hilfe sein, wie es vielleicht nötig wäre. Wenn Sie Schwierigkeiten haben, sich auf ihre Gefühle einzulassen, könnten je nach Ihrem genauen geistigen Zustand einige Blütenessenzen helfen. *Water Violet* würde zum Beispiel helfen, wenn Sie sich emotionaler Anteilnahme enthalten, während *Vine* einen Mangel an Mitgefühl ausgleichen kann, der durch Ihre Erwartung, daß andere so denken und handeln, wie Sie es möchten, verursacht ist.

Drittens, informieren Sie sich, was vor sich geht. Angesichts der Tatsache, daß heute jeder Vater aus seiner Schulzeit zumindest Grundkenntnisse in Biologie mitbringt, ist es erstaunlich, wie viele Männer völlig unwissend sind, wenn es um Schwangerschaft und Geburt geht. Wenn Sie sich die Mühe machen, ein Buch über das Thema zu lesen und den Fortschritt der Schwangerschaft bei Ihrer Partnerin zu verfolgen, wird Ihnen die ganze Sache realer und gleichzeitig weniger traumatisch erscheinen.

Als viertes können und sollten Sie bei den Vorbereitungen für den Tag der Geburt und die anschließende Heimkehr helfen. Nicht nur entlasten Sie damit Ihre Partnerin ein wenig, die praktische Beteiligung wird auch Ihnen helfen, sich emotional auf das neue Baby einzustellen. Hier ein paar Vorschläge, was Sie tun könnten:

Helfen Sie, die Wohnung umzuräumen.

Helfen Sie beim Aussuchen des Kinderwagens, Autositzes, Kinderbettes und aller anderen Babysachen.

Helfen Sie, die Tasche zu packen, die Ihre Partnerin mit ins Krankenhaus nehmen wird.

Helfen Sie, die Dinge vorzubereiten, die das Baby benötigt, wenn es nach Hause kommt.

Helfen Sie, Vorbereitungen für den Tag der Geburt zu treffen, und übernehmen Sie die Verantwortung für den Transport zum Krankenhaus, legen Sie die Telefonnummer der Hebamme neben das Telefon und so weiter.

Helfen Sie, Besuche bei sich zu Hause im Rahmen zu halten. (In den letzten Wochen vor der Geburt und einige

Wochen danach benötigt Ihre Partnerin Ruhe, und überenthusiastische Freunde und Verwandte müssen zu kurzen Besuchen einzeln oder zu zweit veranlaßt werden, statt als ungeordnete Familienhorden einzufallen.)

Sie haben vielleicht bemerkt, daß jeder Punkt mit dem Wort „helfen" begann. Wie besorgt und nervös Sie auch sein mögen, Ihre Partnerin ist es noch mehr, denn schließlich ist sie schwanger und leistet die wirkliche Arbeit. Wenn Sie die Kontrolle übernehmen wollen, kann das nicht gutgehen. Ihre Rolle sollte stets die des bereitwilligen Helfers sein, und wenn Ihnen das schwerfällt, sollten Sie überlegen, welche Blütenessenz für Sie geeignet wäre. Besonders zu erwägen sind *Vine, Beech, Rock Water, Impatiens* und *Heather.*

Im Laufe der Zeit werden Sie gelernt oder gelesen haben, was Wehen sind und wie sie einsetzen. In der ersten Phase der Wehen ziehen sich die Muskeln der Gebärmutter zusammen, wie um dem Baby Platz zum Herauskommen zu machen. Anfangs erfolgen die Kontraktionen in längeren Abständen und dauern nicht lange, aber nach einer Weile werden sie stärker und häufiger. Im Krankenhaus wird man Ihnen gesagt haben, wie häufig sie sein sollten, bevor Sie anrufen müssen (etwa alle zehn Minuten), aber es ist auch in Ordnung, sofort anzurufen. Stellen Sie vor Ihrem Anruf sicher, daß Sie die Häufigkeit und Dauer der letzten fünf oder sechs Wehen gemessen haben, weil die Hebamme diese Information benötigt, um sagen zu können, wie weit die Wehen fortgeschritten sind. Sie werden jetzt froh sein, daß Sie an dem Geburtsvorbereitungskurs teilgenommen haben, denn Sie wissen, wie Sie den Schmerz durch Druck auf den unteren Rücken erleichtern und Ihrer Partnerin helfen können, ihren Atem unter Kontrolle zu halten. *Rescue Remedy* ist in dieser Phase eine große Hilfe, da es helfen kann, Panik und Schwäche zu überwinden sowie den unvermeidlichen physischen und emotionalen Schock, den Ihre Partnerin erleidet (und Sie wahrscheinlich auch).

Manchmal kann es während dieser ersten Phase ein „Zeichnen" geben, das Austreten eines Klümpchen von Blut und Schleim aus der Gebärmutter. Dies ist normal und kein Grund zur Besorgnis; und seien Sie auch nicht besorgt, wenn es nicht aufzutreten scheint, denn es kann sehr geringfügig sein. Auch die Fruchtblase, die das Baby in der Gebärmutter umgibt, könnte jetzt platzen, obwohl das manchmal auch erst viel später geschieht. Wenn das Fruchtwasser abgeht oder das Zeichnen auftritt, sollten Sie die Hebamme rufen. Es besteht keine Gefahr, könnte jedoch ein Anzeichen des raschen Fortschritts der Wehen sein.

Seien Sie nicht überrascht oder ungehalten, wenn Ihre Partnerin Sie zu irgendeinem Zeitpunkt während der Wehen fortstößt. Eine Geburt setzt viel emotionale Energie frei und ist mit großen Schmerzen verbunden. Gelegentlich bekommt der Partner etwas davon ab, weil er einfach die nächste verfügbare Person ist. Es ist ganz normal, daß Frauen während der Geburt ganz lästerlich fluchen, und es gibt keinen Anlaß, deswegen besorgt oder aufgebracht zu sein.

Diese erste Phase der Wehen kann innerhalb von zwei Stunden ganz vorbei sein oder sich ein paar Tage lang hinziehen. Bevor diese Phase endet, werden Sie zusammenpacken und ins Krankenhaus fahren. Die Tasche für Mutter und Baby werden Sie bereits vor Wochen gepackt haben. Sie selbst sollten vielleicht noch folgendes mitnehmen:

Wechselgeld für Parkuhren, Telefonate, Automaten etc.

Eine Liste der Leute, die Sie sofort nach der Geburt des Babys anrufen wollen.

Eine Kreditkarte, Schecks und eine Telefonkarte.
Ein leicht zu lesendes Buch.
Nüsse, Obst, Kekse oder irgendeinen anderen Snack, den Sie und Ihre Partnerin in der Wartezeit eventuell haben möchten.
Etwas gekühltes Mineralwasser und ein Waschlappen.
Rescue Remedy und Typ-Blütenessenzen für Sie und Ihre Partnerin.

Wenn Sie sich schon vorher um den Transport zum Krankenhaus gekümmert haben, brauchen Sie sich nur noch ins vollgetankte Auto zu setzen oder die Taxizentrale anzurufen – und werden lange vor dem Beginn der zweiten Wehenphase ankommen. Diese beginnt, wenn sich der Muttermund vollständig geöffnet hat, und dauert normalerweise weniger als eine Stunde. Die Hebamme wird Ihrer Partnerin in eine bequeme Gebärlage helfen und sie anfangs dabei unterstützen, zusammen mit der Zusammenziehung zu pressen. Sie können ihr helfen, indem Sie mit ihr atmen und ihr Ermutigung und Lob spenden, wenn sie preßt. Sie können auch helfen, indem Sie den Arm um sie legen und sie in einer sitzenden Haltung stützen. Vielleicht wollen Sie Ihrer Partnerin gelegentlich einen kalten Waschlappen auf die Stirn legen, den Sie mit ein paar Tropfen *Rescue Remedy* tränken. Sie können auch *Rescue Remedy* in ein Glas Wasser geben, aus dem sie trinken kann, während die zweite Phase fortschreitet.

Bald erscheint das Scheitelköpfchen des Babys. Manche Männer ziehen es vor, in diesem Moment nicht hinzusehen, aber das ist sicher eine persönliche Entscheidung. Ich selbst war entschlossen, nicht hinzusehen, bis das reine Wunder des Geschehens all meine Empfindlichkeit vergehen ließ. Wenn das Köpfchen erst einmal draußen ist, fällt der Körper des Babys sehr schnell heraus, und:

Das Baby ist da

Neugeborene Babys haben wenig mit den rosigen, kuscheligen Dingern aus der Windelwerbung gemeinsam. Sie sind gewöhnlich dunkelrot bis violett, fleckig und schrumpelig und oft voller Blut und Käseschmiere, einer weißlichen Substanz, die sie vor dem Fruchtwasser schützt. Ihre Hände und Füße können weiß und dick sein und ihre Genitalen geschwollen, und wenn Sie nicht darauf vorbereitet sind, könnten Sie denken, daß etwas nicht in Ordnung sei. Das ist jedoch nicht der Fall, und jede Schwellung wird bald vergehen.

Wenn Sie und Ihre Partnerin während der Wehen *Rescue Remedy* genommen haben, können Sie das jetzt bei Bedarf fortsetzen. Einige frische Eltern fühlen sich durch das, was geschehen ist, völlig aus dem Gleis geworfen und stellen fest, daß sie mit der neuen Situation nichts anzufangen wissen. Dagegen kann *Walnut* verabreicht werden. *Walnut* kann auch dem Baby helfen, sich an seine neue Welt anzupassen – eine Anpassung, die natürlich viel größer ist, als die von seinen Eltern vorzunehmende. Viele Anwender raten, dem neugeborenen Baby anstatt oder zusätzlich zu *Walnut* sofort *Rescue Remedy* zu geben, um ihm zu helfen, das Geburtstrauma zu überwinden. Andere empfehlen statt dessen eine der *Rescue Remedy*-Zutaten: *Star of Bethlehem* gegen Schock, *Clematis* gegen Schwäche, *Rock Rose* gegen Schrecken oder *Impatiens* gegen übermäßige Erregung.

Wenn die junge Mutter selbst eine dieser Blütenessenzen genommen hat und das Baby stillt, ist es nicht notwendig, dem Baby die Blütenessenz gesondert zu geben. Die Wirkung wird mit der Muttermilch auf das Baby übergehen. Wenn das Baby mit dem Fläschchen ernährt wird, können ein paar Tropfen der gewählten Blütenessenz dem

Fläschchen beigefügt werden, oder man kann die Lippen des Babys mit Wasser befeuchten, dem die Tropfen zugesetzt worden sind.

Die Bachblütenessenzen sind natürlich vollkommen sicher, und es ist kein Fall bekannt, in dem sie eine nachteilige Wirkung hatten, aber dennoch sind zwei Vorsichtsmaßregeln zu beachten, wenn Sie ein kleines Baby behandeln. Erstens, geben Sie Babys niemals die Tropfen unverdünnt aus der Stockbottle, denn sie sind in reinem Brandy konserviert. Zweitens, konsultieren Sie stets die Hebamme oder einen Arzt, wenn Sie irgendeinen Zweifel an der Gesundheit oder am Wohlbefinden des Babys haben.

Die Geburt und die ersten Tage mit dem Baby sind zweifellos viel anstrengender für die Mutter als für den Vater. Sie muß sich von dem Schmerz und der Erschöpfung durch die Wehen und auch von einem eventuellen Dammschnitt erholen und könnte aufgrund der ersten Stillversuche entzündete und gerissene Brustwarzen haben. Anders als der Vater, der das Haus zunächst für sich allein hat, muß die Mutter des neugeborenen Babys von Anfang an voll zur Verfügung stehen und bekommt gerade dann wenig Schlaf, wenn sie ohnehin völlig ausgebrannt ist.

Olive ist die Blütenessenz gegen Müdigkeit und kann in dieser Zeit verabreicht werden, aber oft ist Müdigkeit nicht das einzige Problem. Manche Frauen brauchen mehrere Wochen, um eine vollständige Beziehung zu ihrem Baby herzustellen, und könnten sich infolge ihres eigenen Gefühlsmangels schuldig und unzulänglich fühlen. *Pine* hilft in diesen Fällen, Gefühle in das richtige Verhältnis zu bringen, und hält die junge Mutter davon ab, sich für Dinge zu bezichtigen, die außerhalb ihrer Kontrolle liegen. Schätzungen zufolge leiden 80 Prozent aller Frauen nach einer Geburt unter vager Angst und leichter Depression. *Aspen* beziehungsweise *Mustard* wären hier geeignete Blütenessenzen. *Mustard* könnte auch bei der ernsteren Verfassung verabreicht werden, die als postnatale Depression bekannt ist. Diese wird gekennzeichnet durch Tränenreichtum und emotionale Ausbrüche, Schlaflosigkeit, Appetitverlust und Angst. Sie befällt etwa zehn Prozent aller Mütter, und wenn Sie vermuten, daß Ihre Partnerin daran leidet, sollten Sie so schnell wie möglich ärztlichen Rat einholen.

Obwohl es vielleicht nicht so dringend scheint, benötigt auch der junge Vater oft Hilfe, um seine emotionale Ausgeglichenheit zu bewahren. Es besteht die Möglichkeit, daß er voller Zukunftspläne auf einer Welle der Euphorie reitet und ausschließlich von dem Wunsch mitgerissen wird, das Richtige für Mutter und Baby zu tun. Aber ebenso wahrscheinlich kann er sich durch die neuen an ihn gestellten Anforderungen verwirrt und desorientiert fühlen. Einfache Dinge wie Musik hören oder Fernsehen sind beinahe unmöglich geworden, denn wenn das Baby schläft, darf es nicht geweckt werden, und wenn es wach ist, muß man darauf aufpassen.

Mit der Geburt eines Babys beginnt eine neue Phase in Ihrem Leben und Ihrer persönlichen Entwicklung. Es ist also wichtig, die Vergangenheit loszulassen und sich der Zukunft zu stellen. Wenn Sie das tun, werden Sie reich belohnt, wenn Sie jedoch nicht bereit sind, Ihre alte Lebensweise aufzugeben, bedeutet das eine beträchtliche Belastung für Sie und Ihre Frau, der dann im wahrsten Sinne des Wortes nichts anderes übrigbleibt, als das Baby zu versorgen. Ebenso, wie *Walnut* in den ersten Tagen helfen kann, ist dies die erste in Betracht zu ziehende Blütenessenz, wenn es Ihnen schwer fällt, die notwendigen Veränderungen vorzunehmen. Sie könnten auch *Honeysuckle* erwägen, wenn Sie feststellen, daß Sie zuviel an die alten Freiheiten denken, um sich wirklich an der Gegenwart erfreuen zu können.

Männer, die den Anspruch haben, gute Väter zu sein, werden vielleicht von Schuldgefühlen geplagt, wenn die beruflichen Anforderungen sie zwingen, eine untergeordnete Rolle in der Erziehung ihrer Kinder zu spielen. Das Problem wird durch die Tatsache verschlimmert, daß der Mann zumindest eine Zeitlang der einzige Brotverdiener sein wird und oft Überstunden machen muß, um den Verdienstverlust seiner Partnerin auszugleichen. Wenn er versucht, zuviel im Tag unterzubringen, werden sich Müdigkeit und Streß als unvermeidliche Folgen einstellen. *Pine* ist die Blütenessenz gegen Schuldgefühle, während *Oak* eine mögliche Blütenessenz gegen Überarbeitung ist oder *Vervain*, wenn Überstunden mit zuviel Enthusiasmus gemacht werden, vielleicht um zu beweisen, was für ein guter Ernährer man ist. *Oak* ist immer ein nützlicher Notbehelf, wenn physische Müdigkeit das Problem ist, aber die emotionale Ursache der Müdigkeit sollte auch behandelt werden, und dafür braucht man die Typ-Blütenessenz des Menschen.

Es kann auch vorkommen, daß der junge Vater seinen Arbeitsplatz als eine Art Zufluchtsstätte ansieht, wo er vor dem Durcheinander und dem Lärm geschützt ist, der zu Hause herrscht. Und vielleicht arbeitet er absichtlich länger, anstatt sich dem abendlichen Streß auszusetzen, die Kinder ins Bett zu bringen. *Pine* kann diesem Vater helfen, die Schuldgefühle zu überwinden, die er vermutlich hat, und wird außerdem dazu beitragen, ihn ausgeglichener und verantwortungsbewußter zu machen.

Andere Männer scheinen nicht akzeptieren zu können, daß ihre Partnerinnen nicht mehr in der Lage sind, für die blitzsaubere Wohnung und die pünktlichen Mahlzeiten zu sorgen, an die sie gewöhnt waren. Solchen Menschen könnte *Beech* nützen, die Blütenessenz für Menschen, die anderen gegenüber überkritisch sind. Auch *Chicory* kann in manchen Fällen eine Hilfe sein. Dies ist die Blütenessenz für Menschen, deren besitzergreifende Art sie veranlaßt, die kleinste Kleinigkeit als Beweis für Vernachlässigung auszulegen. Ein *Chicory*-Mann ist durchaus imstande, ein kaltes Abendessen nicht als Beweis dafür anzusehen, daß seine Partnerin sich den ganzen Tag mit einem widerspenstigen Baby abgemüht hat, sondern als eine absichtliche Brüskierung. *Chicory* ist die Blütenessenz, die besitzergreifende Liebe in mitfühlende Liebe verwandelt, in Liebe, die nach außen gerichtet ist, statt sich nur auf sich selbst zu beziehen.

Folgende Blütenessenzen können außerdem nützlich sein, während Sie sich an Ihre neue Rolle und die Verantwortung, die sie mit sich bringt, gewöhnen:

Centaury kann Ihnen helfen, der Vater zu sein, der Sie sein wollen, und nicht der, den andere (Ihre Eltern, Freunde etc.) für richtig halten.

Cerato, wenn es Ihnen an Vertrauen in Ihre eigene Art, mit Ihrem Kind umzugehen, mangelt.

Cherry Plum, wenn das schreiende Baby Sie zum Wahnsinn treibt, so daß Sie Angst haben, Sie könnten etwas Schreckliches tun.

Elm für die Augenblicke, in denen die Verantwortung für ein Kind zu groß zu sein scheint, um damit fertigzuwerden.

Impatiens, wenn Sie frustriert sind, weil das Baby Zielen in den Weg kommt, die Sie erreichen wollen.

Red Chestnut gegen die Angst, daß dem Baby etwas Schreckliches (ein Unfall oder eine Krankheit) zustoßen könnte.

Rock Water, wenn Sie Elternschaft als eine Ausrede gebrauchen, um ein Märtyrer zu werden, der sich sämtliche Freuden versagt.

Vine, wenn Sie dazu neigen, zu streng zu dem Kind zu sein.

Water Violet, wenn Sie es schwierig finden, sich emotional auf das Baby einzulassen, und zu distanziert bleiben.

Unfruchtbarkeit

Wer ein Kind bekommen will, braucht nur ein paar Monate nicht zu verhüten, und schon ist das Ziel erreicht. Das glauben die meisten Paare, denn schließlich weiß jeder, daß man Empfängnisverhütung betreibt, weil eine Schwangerschaft nur allzu leicht unbeabsichtigt herbeigeführt werden kann. Wenn nun Monate vergehen, ohne daß es irgendein Anzeichen für eine Schwangerschaft gibt, kann das sehr beunruhigend sein. Vielleicht tröstet es betroffene Paare, wenn sie erfahren, daß sie nicht die einzigen sind, denen es so geht. Nach einem Jahr des Versuchens, ist es drei von zwanzig Paaren nicht gelungen, eine Empfängnis herbeizuführen.

Ein Mann wird als unfruchtbar bezeichnet, wenn er eine niedrige Spermenanzahl hat. Der Begriff „niedrige Spermenanzahl" ist jedoch ziemlich irreführend, denn es werden nicht nur die Spermen in einer bestimmten Menge Samen gezählt, bemessen wird auch die Menge des erzeugten Samens, der Anteil der von voll funktionsfähigen Spermen und das Maß an Aktivität, die das funktionsfähige Sperma zeigt. Wenn eine niedrige Spermenanzahl festgestellt worden ist, wird nach der eigentlichen Ursache dafür gesucht. Dies kann beispielsweise eine physische Mißbildung wie eine Blockade sein, die das Sperma daran hindert, in den Penis zu gelangen, oder ein funktionelles Problem, wie eine Infektion oder ein Hormonmangel. Auch zuviel Alkohol kann die Spermenanzahl senken, ebenso wie viele psychologische und umweltbedingte Faktoren, einschließlich Depression und – seltsam, aber wahr – enge Hosen.

Unterschiedliche Ursachen erfordern unterschiedliche Behandlungen. Viele der physischen Defekte können durch einen chirurgischen Eingriff korrigiert werden. Behandlung mit Medikamenten kann angewandt werden, um den Hormonspiegel im Körper zu korrigieren. Und wenn das Problem auf den Lebensstil des Mannes zurückzuführen ist, könnte ihm geraten werden, weniger Nikotin, Alkohol und Koffein zu sich zu nehmen, sich allgemein besser zu ernähren und mehr körperliche Übungen zu machen. Psychologische und persönliche Probleme wird man in geeigneter Weise angehen. Und wenn das Problem schließlich nicht zufriedenstellend zu lösen ist, kann man es mit künstlicher Befruchtung versuchen.

Es gibt zwei Arten von künstlicher Befruchtung. Wenn der Mann imstande ist, genügend Sperma zu erzeugen, vielleicht nach irgendeiner Behandlung, wird sein eigener Samen dafür verwendet. Wenn die Spermenanzahl zu niedrig ist, wird die künstliche Befruchtung durch einen Spender empfohlen, das heißt, das weibliche Ei wird mit dem Sperma eines anderen Mannes befruchtet. Die Identität des Spenders wird dem Paar niemals bekannt, und er erfährt ebenfalls nicht, wer sie sind. Der Spender wird gewöhnlich so ausgewählt, daß er dem Vater in bezug auf ethnische Herkunft, Größe und so weiter gleicht, um sicherzustellen, daß das Kind nicht zu anders aussieht als sein offizieller Vater.

Schließlich und in Fällen, wo keine der obigen Lösungen möglich (oder akzeptabel) ist, gibt es die Möglichkeit, ein Kind zu adoptieren.

Unfruchtbarkeit ist ebensowenig ein speziell männliches wie ein speziell weibliches Problem. Es ist ein gemeinsames Problem des Paares. Dennoch reagieren Männer meist anders darauf als Frauen. Während eine Frau normalerweise eher bereit ist zu akzeptieren, daß ein Problem bestehen könnte, dem abgeholfen werden kann, gehen viele Männer ungern zum Arzt, vor allem dann, wenn ihr Selbstbild das eines „echten" Mannes ist.

Weil Unfruchtbarkeit offenbar ein Schandfleck ist, weisen einige Männer auch nur die Vermutung, daß eine niedrige Spermenanzahl das Problem sein könnte, weit von sich. Und sie lehnen es möglicherweise kategorisch ab, einen Test in Betracht zu ziehen, auch wenn man ihnen beweist, daß Männer wie auch Frauen an Fortpflanzungsstörungen leiden können und daß diese Sache nichts mit ihrer Männlichkeit und der Natur ihrer Sexualität zu tun hat. In diesem Verhalten könnte ein Element des negativen *Vine*-Zustandes liegen, denn er beinhaltet Sturheit und eine eigensinnige Weigerung, auf Menschen zu hören, die es besser wissen.

Andere Männer, die vor solchen Gedanken zurückschrecken, tun dies mit einem Lachen und machen einen Scherz aus der ganzen Sache. Das kann nicht nur für andere ärgerlich sein, sondern ist auch für den Mann selbst meist schmerzhaft, weil die während des Tages verdrängten Sorgen oft zurückkehren, um ihn nachts zu quälen. *Agrimony* ist die Blütenessenz für solche Menschen. Für Männer, die sich wegen ihrer Unfruchtbarkeit Vorwürfe machen, könnte *Pine* nützlich sein, die Blütenessenz gegen Schuldgefühle, die ihnen hilft, Dinge ohne Selbstvorwurf zu akzeptieren.

Die letzte Möglichkeit für Paare, die keine eigenen Kinder haben können, besteht darin, ein Kind zu adoptieren. Es mag natürlich viele Gründe für eine Adoption geben, der einfachste und beste besteht jedoch in dem Wunsch, einem Kind ein gutes und liebevolles Zuhause zu geben.

Das Adoptionsverfahren beginnt, wenn Sie sich an eine entsprechende Dienststelle wenden und einen Antrag stellen. Es gibt verschiedene staatliche und kirchliche Organisationen, die Adoptivkinder vermitteln, aber von allen werden Sie als Antragsteller genauestens überprüft, um sicherzustellen, daß Sie dem Kind ein sicheres und liebevolles Heim bieten. Das Verfahren ist streng und langwierig und muß es auch sein, wenn es Menschen ausschließen soll, die dem Kind in ihrer Obhut mehr Schaden zufügen, als sie ihm Gutes tun. Obwohl dieses Verfahren natürlich seine guten Seiten hat, macht es die Adoption eines Kindes besonders schwer für jeden, der sich nicht in einer festen heterosexuellen Bindung befindet, und ledige Männer und homosexuelle Paare haben die wenigsten Erfolgsaussichten. Dennoch haben einige ihr Ziel erreicht und sich in der Folge als hervorragende Eltern erwiesen.

Die Adoption eines Kindes ist natürlich eine sehr ernste Angelegenheit, die nicht halbherzig angegangen werden darf. Das heißt jedoch nicht, daß Sie sich unwiderruflich entschlossen haben müssen, bevor Sie sich an eine Adoptionsvermittlung wenden. Das Verfahren in Gang zu setzen und die Hilfe eines neutralen Sachverständigen in Anspruch zu nehmen, ist in der Tat die beste Möglichkeit, um herauszufinden, was Sie wirklich möchten. Sie werden Ihrer Bewerbung nicht schaden, wenn Sie zunächst ein wenig unsicher zu sein scheinen. Da die Vermittler sicherstellen möchten, daß Sie sich aus den richtigen Gründen für eine Adoption einsetzen, könnten sie eher auf der Hut sein, wenn Sie zu übereifrig auftreten.

Die Aufgabe des Adoptionsvermittlers besteht immer darin, das Wohl des Kindes an die erste Stelle zu setzen; und Sie müssen natürlich ebenfalls genau dazu fähig sein, wenn Sie ein guter Vater sein wollen. Während eines Adoptionsverfahrens und auch danach liegen so viele

Emotionen in der Luft, daß es schwierig sein kann zu erkennen, was für jeden das beste ist. In dieser Zeit können die Bachblütenessenzen sehr hilfreich sein, um für Klarsicht zu sorgen. Das gilt auch für die Zeit, in der Sie auf die Adoption warten, und später, wenn sich das neue Kind in Ihrer Familie eingewöhnt.

Clematis kann helfen, wenn Ihre Träume und Pläne für die Zukunft Sie daran hindern, sich mit der Wirklichkeit des Verfahrens, das Sie durchfechten, zu befassen, oder wenn Sie vor schwierigen Entscheidungen in eine Wunschwelt flüchten.

Beech wird nützen, wenn Sie anderen Lebensweisen kritisch und intolerant gegenüberstehen. Es besteht die Möglichkeit, daß das Kind, das Sie adoptieren wollen, aus ganz anderen Verhältnissen kommt als Sie, und Sie werden dem Vermittler beweisen müssen, daß Sie damit auf nicht bewertende Weise zurechtkommen.

Wenn Ihnen die Verantwortung, die Sie übernehmen, zu groß erscheint, ist *Elm* Ihre Blütenessenz.

Bei Entmutigung versuchen Sie *Gentian.*

Wenn Sie ungeduldig werden, weil sich das Verfahren so lange hinzieht, wählen Sie *Impatiens.*

Wenn die eingehenden Untersuchungen Ihres Familienlebens und Ihrer Vergangenheit Ihr Selbstvertrauen untergraben, so daß Sie Ihrer Selbsteinschätzung nicht mehr trauen und sich zu sehr auf die Meinung anderer verlassen, sollten Sie *Cerato* versuchen.

Larch ist für Sie, wenn Sie das Gefühl haben, daß jede Entscheidung, die Sie treffen, zum Mißerfolg führen wird.

Dies sind nur einige Beispiele. Welche Blütenessenzen Sie wählen, hängt von Ihrer Persönlichkeit ab und davon, wie Sie reagieren.

Vater sein – eine Lebensaufgabe

Wenn die Kinder heranwachsen, wird den Vätern viel Reife und Flexibilität abverlangt. Die Regeln, die bislang für ein ausgeglichenes Familienleben gesorgt haben, werden plötzlich allesamt in Frage gestellt. Jede Kleinigkeit kann einen Sturm erzeugen, von einer bei den Abendnachrichten geäußerten politischen Meinung bis zu der Frage, wann die Kinder spätestens aus der Disco zurück sein sollten. In solchen Zeiten kann es eine nützliche Übung sein, sich an die eigene Jugend zurückzuerinnern und daran, wie Sie sich fühlten, wenn Ihre Eltern Sie weiterhin als Kind behandelten, obwohl Ihnen und Ihren Freunden längst klar war, daß Sie erwachsen waren und selber wußten, was Sie zu tun und zu lassen hatten.

Manche Männer reagieren auf die Herausforderungen durch ihre heranwachsenden Kinder, indem sie noch härter durchgreifen, um ihre Autorität wiederherzustellen. *Vine* kann helfen, wenn dies dem Wunsch entspringt, das Leben anderer zu beherrschen, oder wenn Disziplin in ein grausames Extrem umschlägt. Für Väter, die Angst haben, die Zuneigung ihrer Kinder zu verlieren, wenn sie sie ihre eigenen Wege gehen lassen, wäre *Chicory* die geeignete Blütenessenz; übrigens auch für Väter, die den selbstdienlichen Versuch machen, die gleichen hohen Anforderungen an Verhalten und Pflichterfüllung an ihre Kinder zu stellen, denen sie selbst unterlagen, als sie jung waren.

Strenge Zuchtmeister, die eher aus Intoleranz gegenüber anderen Lebensweisen handeln und weniger aus dem Wunsch heraus, ihre Lieben zu beherrschen, benötigen *Beech* statt *Chicory*. Dem Vater, der Angst hat, seinen Kindern könnte etwas Schreckliches passieren, wenn sie eigene Wege gehen, hilft *Red Chestnut*, weil es die Dinge ins rechte Licht rückt und Entscheidungen möglich macht, die es den Kindern erlauben, ihre Schwingen sicher und zur rechten Zeit auszubreiten.

Manchmal beruhen die Versuche des Vaters, seine Kinder am Erwachsenwerden zu hindern, auch auf Eitelkeit. Während die Kinder reifen und sich mit dem anderen Geschlecht anfreunden, die neueste Mode tragen und alle möglichen Berufe und Ausbildungsmöglichkeiten in Erwägung ziehen, kann es dem armen alten Papa zum ersten Mal aufgehen, daß die Zeit seiner Generation irgendwie vorbei ist. Schwermütige Gedanken, die dadurch ausgelöst werden, kann *Gentian* bannen. Jedem Versuch, von vergangener Herrlichkeit zu leben, kann mit *Honeysuckle* begegnet werden.

Es gibt aber auch den Vater, der versucht, seine Vergangenheit wiederzubeleben, indem er seinen Kindern Konkurrenz macht. Er flirtet vielleicht mit der Freundin seines Sohnes oder läuft selbst im neuesten Trend-Outfit herum. Wahrscheinlich hält er sich selbst für kühn und unkonventionell, während er allen anderen töricht und unreif erscheint. Sein Verhalten kann natürlich auf unterschiedlichen geistigen Zuständen beruhen, von der Angst, älter zu werden (*Mimulus*), über die Ablehnung seines „alten" Aussehens (*Crab Apple*), bis zu einem chronischen Mangel an Ausgeglichenheit (*Scleranthus*), chronischer Ziellosigkeit (*Wild Oat*) und einfacher Eifersucht (*Holly*). Welche genaue Blütenessenz oder Kombination auch erforderlich ist, sie hat immer die Aufgabe, ihm zu zeigen, daß er wichtig und wertvoll ist und daß er sich getrost entspannen und die Weisheit und Reife genießen kann, die ihm sein Alter und seine Lebenserfahrung eingebracht haben.

Während einige Männer auf ihre heranwachsenden und erwachsenen Kinder eifersüchtig sind und ihnen ähnlich sein wollen, haben andere Angst, daß ihre Kinder genauso werden, wie sie waren. Während sie sich daran erinnern, wie sie einst ihre Väter kritisierten, ahnen sie, daß sie dasselbe Schicksal ereilen wird – und schlimmer, daß es gerechtfertigt sein könnte. Dem Vater, dem es schwerfällt, seinen Standpunkt in den Stürmen des jugendlichen Kampfgeistes zu behaupten, könnte *Centaury* nützen. Wenn er sich auf brutale Gewalt verläßt, um die Auseinandersetzungen zu gewinnen, ist *Vine* besser geeignet.

Beech, die Blütenessenz gegen Intoleranz, kann in vielen Fällen für Vater und Sprößling gleicherweise nützlich sein.

Eine gänzlich andere Art von Nostalgie als die nach jugendlichen Freiheiten kann den Vater heranwachsender Kinder erfassen. Angesichts seiner unberechenbaren und aufsässigen Teenager-Kinder wird er sich vielleicht in längst vergangene Zeiten zurückversetzen, als kleine, knuddelige Babys im zukrähten und ihn anlächelten oder Kleinkinder jede seiner Handlungen oder Erklärungen mit Interesse und offener Bewunderung verfolgten. *Honeysuckle* ist die richtige Blütenessenz, wenn sich die Nostalgie der Freude an der Gegenwart in den Weg stellt, während der Mann, der immer über das Unvermeidliche schimpft, *Willow* benötigen könnte, um das mangelnde Interesse an seinen heranwachsenden Kindern und seine Neigung, unfreundlich zu reden und negativ zu denken, auszugleichen. *Chicory* ist die Blütenessenz für diejenigen, die es genossen haben, der Mittelpunkt im Leben ihrer Kinder zu sein, und sich nun benachteiligt und gekränkt fühlen.

Natürlich darf man bei all dem nicht vergessen, daß die Schuld für viele Probleme, mit denen sich Väter heranwachsender Kinder konfrontiert sehen, beim besten Willen nicht den Vätern angelastet werden kann, sondern bei den Kindern selbst zu suchen ist. Für die Väter gilt es, den goldenen Mittelweg zu finden zwischen der Bereitschaft, den Jugendlichen die Freiheit zu geben, sich selbst zu entdecken und sich in der Welt zurechtzufinden, und dem Wunsch, ein wenig Kontrolle zu behalten. Es ist allzu leicht, zu weit in die eine oder andere Richtung zu gehen und entweder gar keine Anleitung zu geben oder zu versuchen, jeden Schritt vorzuschreiben, ohne Rücksicht darauf, was die Kinder selber wollen. Wenn Sie überhaupt keine Kontrolle ausüben, besteht die Gefahr, daß die Teenager das Gefühl haben, Ihnen nicht genug zu bedeuten. Wie stark und unabhängig sie auch zu sein behaupten (oder erscheinen), werden sie sich ihrer selbst und Ihrer Beachtung sehr unsicher sein, wenn sie keinen besorgten Elternteil haben, dem sie sich widersetzen können. Zuviel Kontrolle würde sie jedoch gegen Sie aufbringen und für die kommenden Jahre eine sehr unangenehme Atmosphäre schaffen.

Die Blütenessenzen könnten Ihnen in dieser Zeit helfen, zum Beispiel:

Wenn Sie Konfrontationen meiden und die Dinge lieber treiben lassen, ist *Wild Rose* die richtige Blütenessenz.

Wenn Sie Ihren Kindern nicht direkt ins Gesicht sehen, sondern hinter ihrem Rücken über sie schimpfen und klagen, ist *Willow* die zu wählende Blütenessenz.

Heather wäre eine gute Wahl, wenn Sie allen möglichen Leuten erzählen, was mit Ihren Kindern nicht in Ordnung ist, aber unfähig sind, darauf zu hören, was die Kinder selbst denken.

Der ausgenutzte Vater, der keinen Widerstand gegen die Forderungen seiner Kinder aufbringt, benötigt *Centaury*.

Der normalerweise stabile Mann, der sich von der Situation überwältigt fühlt, benötigt *Elm*.

Vine ist die Blütenessenz für den autoritären Vater, der sich rücksichtslos über die Bedürfnisse seiner Kinder hinwegsetzt.

Der *Chicory*-Vater manipuliert, statt zu befehlen, setzt sich aber ebenso gut durch, ohne den Teenagern die Freiheit zu geben, ihre eigenen Fehler zu machen und daraus zu lernen.

Beech ist die Blütenessenz bei Intoleranz der Jugend und ihren Überzeugungen gegenüber.

Der Vater, der versucht, seinen Kindern ein gutes Vorbild zu sein, aber in Wirklichkeit zu sehr mit seiner eigenen Vervollkommnung beschäftigt ist, um wirkliche Anleitung zu geben, profitiert von *Rock Water*.

Verhandlung ist vielleicht der beste Weg zu einer möglichst unverkrampften Beziehung zwischen Erwachsenen und heranwachsenden Kindern. Vereinbaren Sie mit den Jugendlichen, wo die Grenzen ihres Verhaltens liegen sollten. Wie bei allen Verhandlungen werden Sie wahrscheinlich nicht alles durchsetzen, was Sie möchten, aber Sie werden etwas davon erreichen, und da die Grenzen zwischen ihnen vereinbart worden sind, können Sie diese bei Überschreitung leichter geltend machen. Sie zeigen Ihren heranwachsenden Kindern damit auch, daß Sie sie als eigenständige Persönlichkeiten respektieren. Ihr Ziel ist es dann, in Konfliktsituationen emotional ausgeglichen zu bleiben und offen sagen zu können, was Sie wirklich denken, um aus den ehrlichen Antworten, die Sie dann bekommen, lernen zu können. Nur wenige Eltern bringen es fertig, immer so zu sein, aber die Blütenessenzen können ihnen helfen, sich diesem Ziel anzunähern.

Schließlich sei noch auf eine Versuchung hingewiesen, der Väter ebenfalls sehr gern erliegen: den Kindern einen bestimmten Beruf zu „verordnen". Den jungen Erwachsenen (und als solche müssen Sie Ihre Kinder jetzt sehen) muß erlaubt sein, ihren eigenen Interessen zu folgen und einen dazu passenden Beruf zu wählen, auch wenn das nicht zu Ihren Ambitionen oder zur Familientradition paßt. Wenn Sie versuchen, das zu verhindern, werden Sie entweder versagen und sich selbst unglücklich machen oder Sie bringen Ihre Kinder auf einen Weg, der schlimmstenfalls in Mißerfolg und Enttäuschung endet.

Kindern, die von selbstsüchtigen Eltern dazu gedrängt werden, einen für sie ungeeigneten Beruf zu ergreifen, könnte *Centaury* helfen, die Blütenessenz für diejenigen, die schlecht nein sagen können. *Walnut* ist die Blütenessenz, wenn es darum geht, sich von den Meinungen anderer Menschen unabhängig zu machen, weil sie einen davon abhalten, die eigenen Träume zu verwirklichen. Wenn der Weg in die Zukunft nicht klar genug ist, um überhaupt einen Plan zu machen, kann *Wild Oat* helfen, zu einer richtigen Entscheidung zu kommen.

KAPITEL 6 –
SELBSTFINDUNG UND SINNSUCHE

Die Midlife-crisis

Die beiden großen Ikonen der westlichen Welt sind Jugend und Erfolg. Sie können erfolgreich sein, ohne jung zu sein, oder jung, ohne erfolgreich zu sein. Wenn Sie jedoch älter werden, ohne all die Dinge erreicht zu haben, von denen Sie einst träumten, sind Sie ein Versager, und Ihre Zeit wird knapp. Man kann davon ausgehen, daß diese einfache Gleichung allgemein akzeptiert wird, wenn man sich anschaut, wie viele Männer in Depression, Groll, Selbsthaß und Apathie versinken, wenn sie in die mittleren Jahre kommen. In seinem Buch *Every Man* schreibt Derek Llewellyn-Jones: „Die meisten Männer zwischen vierzig und fünfundsechzig sind emotional unausgeglichen."

Aufgrund dieses Mangels an emotionaler Ausgeglichenheit werden die Jahre um den 40. oder 50. Geburtstag eines Mannes oft als die „männlichen Wechseljahre" bezeichnet. Auf eine Art ist diese Beschreibung zutreffend, da viele Männer in der Krise der mittleren Jahre ähnliche Symptome zeigen, wie man sie bei Frauen in den Wechseljahren feststellt, beispielsweise Müdigkeit, Nervosität und Reizbarkeit. Es besteht jedoch ein großer Unterschied zwischen den echten Wechseljahren und der männlichen Version. Bei Frauen haben diese Veränderungen eine unmittelbare und offensichtlich physische Ursache. Die Hormone, die den Fortpflanzungszyklus von der Jugend an kontrolliert haben, verschwinden allmählich, bis die Erzeugung von Eizellen ausbleibt und die Frauen unfruchtbar werden.

Männer bleiben biologisch bis zum Todestag zeugungsfähig, und hormonale Veränderungen stellen sich bei ihnen eher im Alter als in den mittleren Jahren ein. Die Symptome der männlichen Wechseljahre sind daher gänzlich auf psychologische oder emotionale Störungen zurückzuführen. Die physischen Veränderungen des Mannes in mittleren Jahren – der Ansatz eines Bauches, ergrauendes und ausgehendes Haar und ein allgemeiner Verlust von Muskel- und Hauttonus – verursachen an sich keine hormonellen Veränderungen mit psychologischen Auswirkungen. Sie verstärken allerdings das Gefühl, älter zu werden und nicht mehr viel Zeit zu haben.

Der Mann in den Wechseljahren ringt nicht darum, sich einem veränderten chemischen Gleichgewicht in seinem Körper anzupassen. Er versucht vielmehr, sich mit dem abzufinden, was aus ihm geworden ist, und die Kluft zu überbrücken zwischen der Tatsache seines bescheidenen Erfolges und zunehmenden Alters und dem Traum von immerwährender Dynamik, Jugendlichkeit, Erfolg und Sexualität. In Gedanken beschäftigt er sich wahrscheinlich zum ersten Mal mit der Tatsache, daß er sterblich ist. Man sollte auch nicht vergessen, daß viele Männer all dies tun, weil man es von ihnen erwartet. Jugendlichkeit wird von der Gesellschaft auf eine Weise überbewertet, die Männern in mittleren Jahren das Gefühl gibt, bereits alt zu sein. Es ist interessant zu erfahren, daß in Japan, wo man Jugendlichkeit nicht so hoch einschätzt und wo nur die über Fünfzigjährigen als vollkommen reif angesehen werden, die bei uns mit den Wechseljahren verbundenen Symptome selbst bei Frauen weitgehend ausbleiben.

Das Ausmaß an Belastung, der Männer in den mittleren Jahren ausgesetzt sind, zeigt sich in den Veränderungen der Persönlichkeit, die stattfinden können, von heftigen Stimmungsumschwüngen bis zu einer Neigung, bei der geringsten Provokation die Beherrschung zu verlieren. Die Tatsache, daß die Ehefrau des Mannes sehr wahrscheinlich etwa gleichzeitig das Klimakterium durchmacht, vergrößert nur die Spannung. Beide Partner werden Unterstützung und Verständnis in einer Zeit benötigen, in der keiner von ihnen besonders gut in der Lage ist, dies zu bieten. Und als ob das nicht schon genug für den armen Mann wäre, kommen auch noch seine Kinder in dieser Zeit in die Pubertät und stellen all seine Werte und Überzeugungen in Frage. Und schließlich verlassen sie das Heim und lassen ihn und seine Partnerin allein miteinander – vielleicht seit Jahrzehnten zum ersten Mal.

Da der emotionale Zustand eines Mannes die einzige Ursache für seine Midlife-crisis ist, sind die Bachblütenessenzen besonders gut geeignet, um die entstehenden Probleme anzugehen. Die folgenden Blütenessenzen werden in der Regel für den Mann in den Wechseljahren in Betracht gezogen:

Walnut, wenn er Hilfe braucht, um Veränderungen vorzunehmen und alte, unerwünschte Bindungen an Lebensweisen aufzulösen, die jetzt der Vergangenheit angehören.

Hornbeam, wenn er den Gedanken an den vor ihm liegenden Tag und seine alte Routine nicht ertragen kann.

Agrimony, wenn er seine Schwierigkeiten mit einem Lachen abtut oder versucht, sie in Aktivität zu ertränken

Larch gegen den Verlust von Selbstvertrauen.

Elm, wenn er sich von seinen Pflichten überwältigt fühlt.

Wild Oat, wenn er unzufrieden ist, weil er keine lohnende und erfüllende Aufgabe im Leben findet.

Willow, wenn er Groll gegen seine Partnerin oder andere Leute empfindet, denen es besser geht als ihm.

Mimulus gegen die Angst vor dem Alter oder vor dem Tod (*Aspen* kann ebenfalls angewandt werden, wenn es sich bei der Angst vor dem Tod eher um eine vage, abergläubische Bedrohung handelt.)

Mustard gegen schwere Depressionen, die ihn anscheinend grundlos überfallen.

Gorse gegen Verzweiflung, Depression und Hoffnungslosigkeit, die mit einer bestimmten, benennbaren Situation oder Überlegung verbunden sind.

Scleranthus gegen allgemeine Unentschlossenheit und Stimmungsumschwünge.

Wild Rose gegen Apathie und das Gefühl, daß es nichts gibt, das sich zu tun lohnt.

Cherry Plum gegen den Verlust der Beherrschung und gewalttätige oder selbstzerstörerische Impulse.

Crab Apple für den Mann, der Widerwillen gegen seine eigene Erscheinung und physische Verfassung empfindet.

Oak für den Mann, der versucht, die Krise zu ignorieren, und sich weiter mit seiner täglichen Arbeit abplagt, oft bis über den Punkt des Zusammenbruchs hinaus.

Chicory für denjenigen, der Liebe und Beachtung vermißt.

Beech für den Mann, der intolerant gegen seine Partnerin oder seine Kinder und ihre Denkweise ist.

Die Anwendung der Bachblütenessenzen während der Midlife-crisis hat nicht zum Ziel, den unzufriedenen Mann wieder in seine alte Form zu drücken, damit er bis zum Tod unverändert weitermachen kann. Noch viel weniger geht es darum, ihn ruhigzustellen, um seine Kinder nicht in Verlegenheit zu bringen, oder sein Gefühl der Hilflosigkeit einzuzementieren. Das wirkliche Ziel besteht in jedem Fall darin, sein Gleichgewichtsgefühl wiederherzustellen und ihn von negativen Zuständen zu befreien, die ihn daran hindern könnten zu erkennen, wohin er wirklich gehen möchte.

Umorientierung und Kurswechsel

Es ist offensichtlich, daß Altern ein natürlicher Prozeß ist, den Sie akzeptieren müssen. Sie können weder Ihre verlorene Jugend wiedergewinnen noch die Zeit zurückdrehen. Und weil das so ist, bekommen Sie in dieser Zeit oft den Rat, sich selbst in Ordnung zu bringen, Ihre Träume aufzugeben und schon mal anzufangen, sich auf den Ruhestand vorzubereiten. Ich behaupte, das genügt nicht!

Die mittleren Jahre sind nicht nur so etwas wie eine Pause vor dem Ruhestand, sondern auch der Beginn einer langen Reifeperiode. Es ist eine Zeit, in der Sie zweimal soviel schaffen können wie zuvor. Ihre Kinder werden schon älter sein und in vielen Fällen außerhalb von zu Hause leben, und Sie sind wahrscheinlich weniger geneigt, Tag und Nacht zu arbeiten, wie Sie das in Ihren jüngeren Jahren getan haben. Auch finanziell sind Sie normalerweise eher abgesichert als früher, und daher besteht keine Notwendigkeit, dem Geld um jeden Preis nachzujagen. Das läßt Ihnen mehr Zeit als jemals zuvor, über sich selbst und die Dinge, die Sie benötigen, nachzudenken.

In den vergangenen Jahrzehnten haben Sie sich sicherlich ab und zu gefragt, wer Sie wirklich sind, und haben das, was Ihnen wichtig ist, definiert und wieder neu definiert. Sie haben Ihre Träume von persönlicher Erfüllung und Glück wahrzumachen versucht, haben Beziehungen aufgebaut und sind manchmal Risiken eingegangen, die Ihr Leben verändert haben. Obwohl Sie sich dessen vielleicht nicht immer bewußt waren, haben Sie eine Menge Energie in diesen Prozeß gesteckt. Warum um alles in der Welt sollten Sie ausgerechnet jetzt, wo Sie zum ersten Mal im Leben die Zeit und Sicherheit besitzen, um wirkliche Veränderungen vorzunehmen, damit aufhören?

Natürlich bedeutet das keineswegs, jetzt alles über Bord zu werfen oder auf destruktive Weise vor der Realität zu fliehen. Sicherlich kennen auch Sie einen dieser alten Ehemänner, der plötzlich seine langjährige Partnerin verlassen hat, um sich mit einer viel jüngeren Frau einzulassen. Manchmal mag es richtig sein, so zu handeln, aber in vielen Fällen erbringt der Versuch, die junge Liebe neu zu entzünden, nicht viel mehr als den Beweis, daß Sie es noch können – was immer es sein mag. Andere Männer verlassen zwar nicht ihre Familien, leisten sich aber eine Affäre nach der anderen, mit demselben Mangel an wirklichem Erfolg. Dies sind destruktive Versuche, Dinge zu verbessern, weil sie nicht das eigentliche Problem bewältigen. Mit anderen Worten, wenn Ihre Beziehungen nicht befriedigend sind, werden Sie nichts dadurch verbessern, daß Sie dieselbe Palette von Erwartungen einfach auf eine andere Person übertragen. Dies ist eine Variation des *Chestnut Bud*-Zustandes, in dem Sie grundlegende Fehler immer wieder begehen und unfähig sind, aus Ihren Erfahrungen zu lernen. Lernen Sie die Lektionen Ihres Lebens und sehen Sie allen Problemen ins Gesicht, die Ihrem Glück entgegenwirken. Wenn dann etwas zu verändern bleibt, können Sie die Veränderung wenigstens mit einiger Hoffnung auf Erfolg vornehmen.

Wir alle tragen eine Reihe von Überzeugungen mit uns herum, auf die wir all unsere bewußten Entscheidungen stützen. Das sind die Dinge, die man als selbstverständlich ansieht, so selbstverständlich wie die Tatsache, daß die Sonne am Morgen aufgeht und die Sterne nachts herauskommen. Unsere Überzeugungen sind so selbstverständlich, daß wir sie selten bezweifeln oder uns fragen, ob unsere Erfahrung sie als wahr ausweist. Zum Beispiel gehen viele Männer wegen des Geldes, das sie verdienen, jeden Morgen zu einer verhaßten Arbeit. Das Geld macht sie nicht glücklich, aber dennoch gehen sie hin. Die Idee, daß sie mit weniger Geld glücklicher sein könnten, wenn sie mehr Zeit zu Hause oder eine befriedigendere Arbeit hätten, tun sie kurzerhand ab oder erwägen sie noch häufiger niemals. Dies kommt von einer allgemeinen Annahme in unserer Gesellschaft, daß Männer jedes Jahr mehr verdienen sollten und daß man einen Job für weniger Geld nur dann annimmt, wenn es keine andere Möglichkeit gibt. Andere schädigen sich durch Überessen und Alkohol ständig selbst, schieben es jedoch auf, etwas daran zu ändern, weil sie im Augenblick zu beschäftigt sind oder unter zuviel Streß stehen. Hier besteht die Überzeugung, daß es stets ein Morgen gibt, an dem die Diät beginnen und das Trinken aufhören kann. Noch andere sind davon überzeugt, daß sie und ihre Partnerin dieselben Menschen geblieben sind, die sie waren, als sie vor zwanzig oder dreißig Jahren geheiratet haben, und daß der Versuch, ihre Beziehung zu ändern, aus diesem Grund keinen Sinn hat.

Bevor Sie sinnvolle Veränderungen in Ihrem Leben vornehmen können, müssen Sie diese Überzeugungen in Frage stellen. Die Lösung besteht darin, alle Bereiche Ihres Lebens zu betrachten, in denen Sie sich unglücklich fühlen, und dann die Einstellungen auszumerzen, die Ihrer Unzufriedenheit zugrunde liegen. Für Männer bedeutet das oft, ihre klischeehafte Rolle des Führers, Versorgers und autoritären Familienvaters in Frage zu stellen und wieder zu lernen, wie man berührt und sich berühren läßt. Es bedeutet, auf die Argumente anderer Menschen zu hören, statt um jeden Preis gewinnen zu wollen. Es bedeutet, Erfolg nach Erfüllung und Glück zu bewerten, statt nach einem großen Wagen und einem dicken Bankkonto. Diese Dinge sind schwierig, und man braucht Zeit und Einsatz, um sie zu erreichen. Die Blütenessenzen können Ihnen helfen, ausgeglichen zu bleiben, wenn Sie es auf dem Weg mit schwierigen, ungewissen Gefühlen aufzunehmen haben.

Wenn Sie der Gedanke an die eine oder andere Veränderung besorgt oder ängstlich macht, ist *Mimulus* die erste in Betracht zu ziehende Blütenessenz. Für die vageren Gefühle des Unbehagens und der Angst, die sich nicht auf eine bekannte, zu bezeichnende Ursache richten, ist *Aspen* die zu wählende Blütenessenz. *Red Chestnut* wäre zu wählen, wenn Sie sich Sorgen machen, wie das Neue auf Ihre Familie wirken wird. Wenn Sie unsicher sind, ob Sie etwas tun sollen oder nicht, ist *Scleranthus* die zu wählende Blütenessenz, während Sie *Cerato* versuchen sollten, wenn Sie zwar wissen, was Sie möchten, aber kein Vertrauen in Ihre eigene Beurteilung haben.

Wenn Sie Ihre Überzeugungen in bezug auf sich selbst in Frage stellen, werden Sie das unvermeidlich auch mit Ihren Beziehungen zu Ihrer Familie tun. Besonders Ihre Partnerin könnte sich davon bedroht fühlen. Das kommt daher, weil Sie als Paar vor langer Zeit ein Arrangement getroffen haben, das Ihnen erlaubte, miteinander auszukommen. Sie mußten beide ein wenig nachgeben, um dies zu tun, mußten Freiheiten und Wünsche aufgeben, um einen durchführbaren Kompromiß zu erreichen. Wenn Sie jetzt entscheiden, daß Sie die Dinge anders haben möchten, sagen Sie sinngemäß, daß die Vereinbarung von Grund auf neu ausgehandelt werden muß. Wenn Ihre Partnerin nicht dasselbe fühlt, wird sie sich vermutlich bedroht fühlen und versuchen, den Status quo aufrechtzuerhalten. Sie benötigen vielleicht die Hilfe von *Centaury*, wenn Sie feststellen, daß Sie beherrscht und von unvernünftigen Forderungen dirigiert werden. Wenn die Reaktion Ihrer Partnerin – real oder angenommen – Schuldgefühl in Ihnen auslöst, ist *Pine* die Blütenessenz, die Ihnen hilft, die Dinge klar zu sehen und das zu tun, was für Sie und Ihre Familie auf die Dauer richtig ist.

Andererseits kann es ebensogut Ihre Partnerin sein, die eine Veränderung möchte, während Sie am liebsten alles so lassen würden, wie es ist. Zum Beispiel werden einige Männer manipulierend, wenn ihre Partnerin nach Jahren der Kindererziehung verkündet, daß sie wieder in ihren Beruf zurück möchte. Oft ist dies ein *Chicory*-Zustand, dem die wirkliche Angst zugrunde liegt, daß sie ihnen nun nicht mehr ihre ganze Liebe und Aufmerksamkeit geben will. Andere Männer geraten vielleicht bei der geringsten Provokation in Wut. *Cherry Plum* ist die Blütenessenz gegen den Verlust von emotionaler Beherrschung, während *Holly* bei Haß, Eifersucht oder Mißtrauen zum Einsatz kommt. Sie ärgern sich vielleicht über die Tatsache, daß Ihre Partnerin plötzlich so unabhängig ist, während andere Frauen (jedenfalls die aus der Fernsehwerbung) damit zufrieden sind, zu Hause zu sitzen und für ihren Ehemann zu sorgen. *Willow* ist die Blütenessenz, die Ihnen hilft, sich nicht weiterhin selbst zu bedauern und statt dessen großzügiger mit Ihren Gefühlen zu sein.

Neben der Beziehung ist wahrscheinlich der Beruf der größte Verursacher der Midlife-crisis. Wie Frauen, die sich in ihre Mütter zu verwandeln drohen, hassen viele Männer die Vorstellung, daß sie zu Kopien ihrer Chefs werden könnten, dieser fehlerlosen Männer mit ihren altmodischen Ideen und rückständigen Methoden. Es kann sehr hart sein zu entdecken, daß Ihr Chef Sie nicht mehr als einen intelligenten jungen Mann mit Zukunftsaussichten ansieht, sondern als einen soliden, zuverlässigen und ziemlich einfallslosen alten Hasen. Es gibt keinen Grund, warum ein Mann über vierzig nicht weiterhin bilderstürmerisch und voller Ideen sein sollte. Lediglich der

Anpassungszwang setzt die Menschen unter Druck, und viele geben dem nach und verhalten sich entsprechend.

Noch schlimmer ist das Gefühl, daß Sie nicht einmal den richtigen Beruf haben. In der Jugend haben die meisten von uns Ideen, wie sie ihren Lebensunterhalt verdienen wollen, aber nur sehr wenige erreichen die Karriere, den Erfolg und den Ruhm, die sie sich gewünscht haben. Für die meisten ist der Beruf ein Mittel zum Zweck, der aber dennoch fünf von sieben Tagen beansprucht und enorme Anforderungen an Energie und Einsatz stellt. In der Midlife-crisis kann das Bedauern darüber, wie die Dinge sich entwickelt haben, in die Depression führen (*Gentian* oder *Gorse*) und zu dem Gefühl von Hilflosigkeit und Apathie (*Wild Rose*). Und wie sehr Sie auch beschließen, etwas zu ändern, könnten Sie sich doch durch wirtschaftliche und gesellschaftliche Zwänge in Ihrem Beruf gefangen fühlen. In diesem Zusammenhang könnten sich Bedauern oder Schuldgefühl einstellen, weil Sie sich nicht aktiver an der Erziehung der Kinder beteiligt haben (*Honeysuckle* oder *Pine*), und Ärger auf die gesellschaftlichen Zwänge und den Beruf, die dazu geführt haben (*Willow*).

Auch hier besteht die Lösung darin, daß Sie sich Ihre Überzeugungen genau betrachten. Stellen Sie sich die folgenden Fragen und geben Sie sich nicht mit der ersten Antwort, die Ihnen einfällt, zufrieden:

Warum arbeite ich? Die meisten Menschen würden automatisch sagen, daß sie zur Arbeit gehen, um Geld zu verdienen, aber viele andere Faktoren könnten ebenfalls eine Rolle spielen, zum Beispiel Status, Geselligkeit, der Respekt, der einem von anderen entgegengebracht wird, Erfolg oder einfach die Vorliebe für Routine. Wenn Sie herausgefunden haben, warum Sie arbeiten, können Sie sehr viel besser erkennen, wie weit Ihr gegenwärtiger

Beruf Ihren Bedürfnissen gerecht wird und welche Veränderungen Sie eventuell glücklicher machen würden.

Wie bin ich zu diesem Beruf gekommen? Sie haben sich möglicherweise bewußt dafür entschieden und viel Mühe und Zeit investiert, um Ihren jetzigen Stand zu erreichen; oder Sie sind vielleicht einfach in Ihren Job hineingeschlittert, weil er sich als erstes ergab. Es kann auch noch andere verborgene Gründe dafür geben, einen bestimmten Beruf zu ergreifen, wie zum Beispiel einen Elternteil zufriedenzustellen (oder zu provozieren). Wenn Sie den Beruf wechseln, wird es aus denselben oder besseren Gründen geschehen?

Was liebe/hasse ich am meisten an diesem Beruf? Vielleicht sind Sie überrascht, wie wenig Sie wirklich zu beanstanden haben. In diesem Fall müßten Sie irgendwo anders in Ihrem Leben nach dem Grund für Ihre Unzufriedenheit suchen. Es kann auch sein, daß Sie sich fragen, wie Sie es so lange ausgehalten haben. Auf jeden Fall müssen Sie wissen, was Ihnen gefällt und was nicht, damit Sie nicht den klassischen *Chestnut Bud*-Fehler machen und etwa einen Job aufgeben, weil Ihnen die Arbeit in einem Team und unter Streß nicht liegt, nur um eine andere Stelle anzunehmen, in der Sie wieder unter Streß in einem Team arbeiten.

Wieviel weiß ich über meinen idealen Beruf? Allzu leicht sieht man einen Beruf durch die rosarote Brille, solange man ihn nicht auszuüben braucht. Romantische Lobreden auf körperliche Arbeit werden meist von Leuten gehalten, die nicht wissen, wie man mit einer Schaufel umgeht. Wenn Sie einen geheimen Berufswunsch hegen, versuchen Sie doch einfach mal, in diesen Beruf hineinzuschnuppern, um festzustellen, ob die Realität Ihrer Phantasie gerecht wird?

Ebenso wie es Männer gibt, die ihre Partnerin aus einer Laune heraus verlassen und es dann für immer bereuen, ergreifen viele Männer einen Beruf nach dem anderen, ohne jemals ihre Beweggründe zu hinterfragen. Allzu oft erweisen sich solche Stellenwechsel als kostspielige und fruchtlose Manöver, bei denen ein Satz von Frustrationen und Unzufriedenheit gegen den anderen ausgetauscht wird. Wenn Sie sich Zeit nehmen zu definieren, was genau Sie in Ihrer augenblicklichen Situation unglücklich macht, sind Sie besser in der Lage, sinnvolle und wirksame Veränderungen vorzunehmen. Das heißt nicht unbedingt, daß andere Leute das auch für sinnvoll halten, aber was andere denken, ist wirklich nicht der springende Punkt. Auch der verrückteste Berufswechsel ist richtig, wenn er für den betreffenden Menschen stimmt.

Wenn Sie die Hilfe der Bachblütenessenzen in Anspruch nehmen, um diese und andere Krisen der mittleren Jahre zu meistern, werden Sie Ihre eigene Einstellung besser kennen. Die Blütenessenzen verhelfen zu Selbsterkenntnis und Klarsicht. Beide Eigenschaften sind wesentlich, wenn irgendeine Veränderung erfolgreich sein soll.

Glaube und Religion

Die meisten von uns gehen durchs Leben, ohne sich jemals wirklich zu fragen, wer sie sind und wo ihr Platz innerhalb des Ganzen sein könnte. Wir akzeptieren unsere Religion (oder den Mangel an Religion), aber lassen nicht zu, daß sie unser Leben zu sehr verändert. Wir gehen auf in der täglichen Routine und messen höheren Zielen wenig Bedeutung bei. Wenn wir traurig sind, weinen wir, und wir lachen, wenn wir glücklich sind, aber wir ziehen nicht in Betracht, daß Glück oder Traurigkeit einen tieferen Sinn haben könnte.

Dennoch wird fast jeder dann und wann irgendeine Glaubenskrise durchmachen. Von der männlichen Hälfte der Spezies sind besonders die Männer in mittleren Jahren und sehr junge Männer anfällig dafür, aber sie kann in jedem Alter vorkommen und viele verschiedene Formen annehmen. Bei dem einen Mann wird ein schmerzlicher Verlust seinen Glauben an einen liebevollen Gott erschüttern; einen anderen veranlaßt ein aufsehenerregender Fall von Heuchelei bei einem politischen Führer, seine Prinzipien zu bezweifeln, die bisher der Halt seines moralischen Systems waren; einen dritten trifft einfach ein Gefühl der Hoffnungslosigkeit wie aus dem heiteren Himmel und läßt ihm die Welt als einen düsteren Ort erscheinen, an dem niemals etwas Gutes existieren kann. Und für einen überzeugten Atheisten kann es natürlich ebenso erschreckend sein, ein Wunder zu erleben.

Wie wir auf unsere Glaubenskrisen reagieren, hängt von unserer Persönlichkeit ab. Wenn die Krise negative Emotionen auslöst, können die Bachblütenessenzen helfen, den Geist wieder in eine positive Richtung zu lenken, und ermöglichen es damit der Persönlichkeit, in der Krise zu wachsen und von ihr zu profitieren. Zum Beispiel:

Wenn Sie durch den Verlust von Gewißheit in Ihrem Leben darum ringen, etwas zu finden, das sich zu tun lohnt, wählen Sie *Wild Oat*.

Wenn Sie Zorn und Haß empfinden auf Menschen, welche Sie Ihrer Meinung nach die ganze Zeit betrogen haben, wählen Sie *Holly*.

Wenn Sie in Selbstmitleid versinken und eine unnatürliche Freude daran haben, der Zufriedenheit anderer einen Stich zu versetzen, ohne Ihre eigene Situation zu verbessern, wählen Sie *Willow*.

Wenn Sie eigensinnig an Ihren Ideen festhalten, obwohl sie hoffnungslos abgelehnt worden sind, und sich und Ihr

Glück bereitwillig martern, um Ihre Überzeugungen zu bewahren, wählen Sie *Rock Water*.

Wenn der Verlust Ihres Glaubens Sie in tiefste Verzweiflung stürzt, wählen Sie *Sweet Chestnut*.

Wenn Sie beginnen, sich ziellos treiben zu lassen, und dadurch lethargisch und geistig abgestumpft werden, wählen Sie *Wild Rose*.

Die Blütenessenzen vermögen sogar noch mehr in dieser schwierigen Zeit. Das kommt daher, weil sie eine reine und direkte Verbindung zur Natur und den schlichten Schönheiten des Lebens herstellen. Die Blütenessenzen werden aus einfachen, unauffälligen Pflanzen gewonnen, die wildwachsend vorkommen, ohne die Einmischung des Menschen. Ihre Blüten werden in reines Quellwasser gelegt, und in vielen Fällen ist nur die Wirkung der heißen Sommersonne erforderlich, um ihre heilenden Eigenschaften auf das Wasser zu übertragen.

Wenn der Sinn des Lebens verlorengegangen scheint, kann das sanfte Echo einfacher Dinge daran erinnern, daß manches an sich gut und schön ist. Schließlich können einfache Dinge oft die größte Freude bereiten. Ihre persönliche Liste schöner Dinge kann Sie an die Bande erinnern, die Sie mit der Welt verknüpfen. Auf meiner Liste würde stehen: meine Töchter Alex und Maddie beim Spielen beobachten, Sommerabende, Herbstspaziergänge, am Kaminfeuer sitzen, italienisches Essen, roter Wein und kühles Bier, der letzte Vers von Eliots *Prufrock*, der letzte Absatz in Joyces *Dubliners*, Mozarts „Requiem“ und das Gitarrensolo in Led Zeppelins „Since I’ve Been Loving You“. Ihre Liste würde zweifellos anders aussehen. Es kommt darauf an, daß diese Dinge Ihnen in schweren Zeiten eine Grundlage bieten können, ein zuverlässiges Fundament, auf dem Sie Ihre Brücke zum Rest des Universums wiedererrichten können.

Einfachheit sollte nicht mit Einfältigkeit verwechselt werden, und dies ist kein Versuch, die Qual zu leugnen, die der Verlust eines Glaubens- oder Wertsystems mit sich bringen kann. Aber in vielen Fällen, wenn nicht in allen, beruht das Problem auf Eitelkeit, auf der irrigen Annahme, daß man in der Lage sein muß, alles zu verstehen. Es gibt keinen Grund zu glauben, daß das Universum jemals klein genug sein könnte, um in Ihre Vorstellung zu passen. Wenn Sie alte Überzeugungen aufgegeben haben, so beweist das nur, daß die heutigen ebenso verletzlich sind. Die Wahrheit ist, daß Sie irgendwo stehen müssen, um die übrige Welt zu sehen, aber niemals können Sie den Platz sehen, auf dem Sie stehen. Sie sehen, wo Sie waren, aber nicht, wohin Sie gehen werden. Dies bedeutet, wie viele Platzwechsel Sie auch vornehmen, Sie werden nie die endgültige Wahrheit kennen, wohl aber können Sie Ihre Welt hier und jetzt besser und reicher machen und Freude an Ihrer Existenz haben. Dies ist eine kleine und einfache Wahrheit, aber bestimmt nicht die schlechteste.

Dasselbe Bewußtsein der eigenen Fehlbarkeit kann auch denjenigen eine sanfte Mahnung sein, die sich leidenschaftlich für einen neuen Glauben, eine neue politische Überzeugung oder die neueste Philosophie einsetzen. In einigen Fällen werden dies *Vervain*-Menschen sein, die ihr Engagement übertreiben und entschlossen sind, die Welt zu verändern. In anderen Fällen sind es *Rock Water*-Typen, die nicht daran interessiert sind, andere direkt zu bekehren, sondern lieber zuerst ihr eigenes Heil suchen und andere eher durch ihr gutes Beispiel als durch Überzeugungskraft beeindrucken. Noch andere werden *Beech*-Menschen sein, intolerant gegen jedes System, das nicht so ist wie ihr eigenes. Alle drei Typen können unempfänglich für die Denk- und Lebensweisen anderer werden. Die Blütenessenzen *Vervain*, *Rock Water* oder *Beech* werden als geeignete Hilfe verabreicht, um Toleranz und Verständnis für andere Menschen und eigene Schwächen zu fördern. Eines der wichtigen Ziele der Bachblüten-Therapie besteht darin, Verständnis für andere ebenso wie für sich selbst und die eigenen Emotionen zu entwickeln. Dies mag ein einfaches Lebensprinzip sein, aber es erfordert sehr viel Mut und Aufrichtigkeit, es umzusetzen.

KAPITEL 7 – GESUNDHEIT UND KRANKHEIT

Was ist ein gesunder Lebensstil?

Männer achten weniger auf ihre Gesundheit als Frauen. Die Gründe dafür mögen in ihrer Erziehung liegen oder etwas damit zu tun haben, daß sie eher bereit sind, Risiken einzugehen. Was auch immer, Tatsache ist:

Männer rauchen mehr als Frauen.
Sie essen mehr tierische Fette.
Sie trinken mehr Alkohol.
Sie achten weniger auf ihr Gewicht.
Sie gehen seltener zum Arzt.

Der letzte Punkt ist besonders interessant. Männer scheinen nicht gern zuzugeben, daß sie krank werden könnten. Einige von ihnen sind natürlich echte *Oak*-Typen, die auch dann noch unbeirrt weitermachen, wenn sie eigentlich zu Hause im Bett liegen sollten. Aber ungeachtet des Typs, scheint es einfach die männliche Art zu sein, nicht ausreichend für sich selbst zu sorgen und lieber viel später als zu früh Hilfe in Anspruch zu nehmen. So kommt es, daß Leiden verschleppt werden, die verhältnismäßig leicht zu heilen gewesen wären, hätte man sie rechtzeitig behandelt.

Zum Glück ist es verhältnismäßig einfach, die Anfälligkeit für Krankheiten zu vermindern, indem man zunächst ein bißchen Zeit und Überlegung investiert, um sich den eigenen Lebensstil zu betrachten. Hier gibt es fünf miteinander in Beziehung stehende Punkte, die Sie sich vornehmen können: Rauchen, Gewicht, Ernährung, Körperübung und emotionale Gesundheit.

Da nicht alle Männer rauchen und unter Gewichtsproblemen leiden, werden diese beiden Punkte später behandelt, wenn wir spezielle Gesundheitsprobleme betrachten. Die anderen drei sind Bestandteile eines gesunden Lebensstils, die alle Männer zu jeder Zeit in ihrem Leben berücksichtigen können.

Die meisten Menschen akzeptieren die Notwendigkeit einer vernünftigen Ernährung, obwohl besonders Männer gern die Entschuldigung vorbringen, daß sich selbst Experten nicht einig sind, was eine vernünftige Ernährung ist. Es stimmt natürlich, daß es gelegentliche Meinungsänderungen bezüglich spezieller Nahrungsmittel gibt und daß die Nahrungsmittelindustrie solche Meinungsverschiedenheiten nutzt, um weiterhin ungesunde Nahrung zu verkaufen. Aber ungeachtet dessen sind sich die Experten sehr wohl über die Grundlagen einer gesunden Ernährung einig. Die wichtigsten Punkte sind:

Mehr Ballaststoffe und Vitamine essen (Obst, Getreide, Vollkornbrot, Gemüse).
Bearbeite Nahrungsmittel vermeiden.
Weniger rotes Fleisch essen.
Zucker und Fett reduzieren, besonders tierisches Fett.
Milchprodukte und Eier reduzieren, weil sie einen hohen Cholesterinwert haben.
Mehr Fisch essen, besonders ölhaltigen.
Nahrung grillen statt braten.

Es gibt Variationen dieser Grundliste. Manche essen zwar Fisch, aber kein Fleisch oder Geflügel. Andere sind mehr oder weniger radikale Vegetarier, die es im Extrem völlig ablehnen, Tierprodukte zu essen, einschließlich Butter und Käse. Oft liegt solchen Ernährungsgewohnheiten ein moralisches oder religiöses Motiv zugrunde, das ebenso wichtig oder noch wichtiger ist als jede gesundheitliche Erwägung. Und natürlich ist es möglich, Vegetarier zu sein und dennoch alle Vitamine, Mineralien und Proteine aus der Nahrung zu bekommen. Fairerweise sollte man allerdings hinzufügen, daß es ein wenig Planung und Überlegung bedarf, um dies zu erreichen.

Nahrungsmittelzusätze stellen für viele Menschen ein besonderes Problem dar. Die Idee, Nahrungsmitteln etwas zuzusetzen, damit sie länger halten oder ansprechender aussehen und besser schmecken, ist so alt wie das Pökelfleisch und der Gewürzhandel. Das Problem, das wir heute haben, besteht darin, daß viele der angewendeten Zusätze gar keine Naturprodukte sind, sondern im Labor hergestellt werden. Und selbst die natürlichen Substanzen besitzen oft wenig oder keinen Nährwert und würden normalerweise nicht einmal als genießbar bezeichnet.

Die Nahrungsmittelindustrie behauptet, daß die Zusätze im großen und ganzen nützlich und notwendig sind. Es ist jedoch schwierig einzusehen, welchen Nutzen künstliche Süßstoffe wie Aspartame und Saccharin haben, außer daß sie es ermöglichen, ungesunde Eßgewohnheiten ohne Gewichtszunahme fortzusetzen. Sie könnten zu recht denken, daß die Idee von kalorienarmer Nahrung in einer Welt, in der so viele Hunger leiden, irgendwie unverschämt ist. Was ist schließlich der Unterschied zwischen diesem und einem reichen Römer, der sich während eines Festes erbricht, um weiteressen zu können? Was die Nahrungsmittelfarbstoffe wie Tartrazin und Gelborange S angeht, so sind beide mit Hyperaktivität und emotionalen Störungen bei kleinen Kindern in Zusammenhang gebracht worden, und viele Menschen sind beinahe gegen jeden der gängigen Nahrungsmittelzusätze allergisch.

Es gibt jede Menge Gründe dafür, vorsichtig mit dem zu sein, was Sie essen. Zunächst einmal werden Sie viel leichter Ihr normales Gewicht halten können, wenn Sie vernünftig essen. Außerdem werden Sie viele der weit verbreiteten Gesundheitsprobleme wie Herzkrankheit, Bluthochdruck, Verstopfung und eine ganze Reihe von Verdauungsstörungen vermeiden. Sie werden sich auch aktiver fühlen und Ihren Körper und Geist besser beherrschen, wenn Sie die Prinzipien Einfachheit und Ästhetik bei allem, was Sie essen, berücksichtigen.

Nehmen Sie sich auch ein wenig Zeit, um darüber nachzudenken, wieviel Alkohol Sie trinken. Erst kürzlich hat die britische Regierung die empfohlene Sicherheitsgrenze für den Alkoholkonsum von 21 Einheiten wöchentlich auf 28 erhöht (eine Einheit ist ein halber Liter Bier, ein Maß Spirituosen oder ein Glas Wein). Die Ansichten über die Klugheit dieser Maßnahme sind geteilt, aber wenn Sie regelmäßig erheblich mehr als das trinken, werden Sie sich auf die Dauer Schaden zufügen.

Die zusätzliche Energie, die Sie durch eine vernünftige Ernährung gewinnen, wird eine Hilfe sein, wenn Sie Körperübungen aufnehmen. Dies ist natürlich ein wesentlicher Teil eines vernünftigen Programms zur Gewichtsreduzierung, aber die Vorteile enden keinesfalls damit. Regelmäßige Körperübungen kräftigen den Körper, vermindern das Krankheitsrisiko, stärken das Immunsystem und haben positive Auswirkungen auf die Psyche. Sie machen uns also nicht nur gesünder, sondern auch glücklicher.

Körperübungen brauchen nicht heftig zu sein, um eine gute Wirkung zu haben, und müssen auch nicht ausgedehnt erfolgen. Wenn Sie nicht ohnehin schon sehr fit sind, nützen drei Übungsphasen leichten Joggings, Schwimmens oder zügigen Spazierengehens von jeweils zwanzig Minuten wöchentlich ebensoviel, wie sich täglich eine Stunde auf dem Squashplatz zu strapazieren – und Sie werden sich dabei weniger wahrscheinlich verletzen. Das Ziel ist, den Puls ein wenig zu beschleunigen und ein bißchen außer Atem zu kommen. Wenn Ihr System das bewältigt, können Sie die Intensität Ihrer Übung auch allmählich steigern. Trainieren Sie vernünftig, sonst laufen Sie Gefahr, sich zu verschlechtern statt zu verbessern. Und wenn Sie älter als 40 Jahre sind, stark rauchen, beträchtliches Übergewicht haben oder an einer Krankheit der Atemwege oder des Herzens leiden, sollten Sie den Rat eines Arztes einholen, bevor Sie mit Körperübungen beginnen.

Körperübungen müssen regelmäßig gemacht werden – und das ist vielleicht das schwierigste. Anfangs werden Sie sich wahrscheinlich eine Reihe von Ausreden überlegen, warum Sie die Übungen aufschieben könnten oder sollten. Wenn Sie feststellen, daß Sie den Beginn hinauszögern, könnte Ihnen *Hornbeam* nützen, die Blütenessenz für Menschen, die schlecht in Schwung kommen. Wenn Sie überzeugt sind, bei Körperübungen nicht gut abzuschneiden, und das als Ausrede benutzen, um nicht weiterzumachen, wäre *Larch* die zu wählende Blütenessenz. Und wenn Sie feststellen, daß Sie eine Menge über Körperübung reden und die Meinung vieler anderer einholen, ohne jemals selbst etwas zu tun, könnte *Cerato* Ihnen helfen, Ihrer eigenen Entscheidung zu vertrauen und dabei zu bleiben, egal, was andere sagen.

Es gibt jedoch noch andere Gründe, aus denen Menschen – besonders nicht sehr gesunde – ungern den Sprung wagen. Wenn Sie in Ihrem neuen Trainingsanzug und den Rennschuhen dastehen und sich im Spiegel betrachten, könnten Sie Angst haben, daß jüngere und sportlichere Menschen Sie auslachen werden, wenn Sie sich Ihren Weg durch den Park schnaufen. Oder Sie haben vielleicht Angst, von Hunden gejagt oder überfallen zu werden. *Mimulus* ist die Blütenessenz, um diesen Ängsten entgegenzuwirken, ebenso wie sie für die Menschen geeignet ist, die von Natur aus eher schüchtern sind und daher Hemmungen haben, in der Öffentlichkeit anders als in normaler Straßenkleidung aufzutreten.

Auch wenn Sie bereits eine Weile Körperübungen gemacht haben, gibt es Zeiten, in denen sich die Bachblütenessenzen als nützlich erweisen könnten. Wenn Sie ein paar Übungszeiten auslassen müssen und deshalb ein schlechtes Gewissen haben oder wenn Sie sich selbst kritisieren, weil Sie nicht genug Fortschritte machen, könnte *Pine* helfen. Wenn Sie feststellen, daß Sie Ihre Körperübungen so übertreiben, daß sie keine Freude mehr sind, sondern ein Martyrium, ist *Rock Water* die Blütenessenz, die die Dinge wieder ins richtige Verhältnis bringt und Sie daran erinnert, daß Sie trainieren, um Ihre Lebensqualität zu verbessern, und nicht, um sich zu quälen. *Vervain* kann helfen, wenn Ihre Begeisterung für die Sache Sie dazu bringt, die Dinge zu übertreiben, oder auch, wenn Sie all Ihre Energie verausgaben, um andere zum Mitmachen zu überreden. Menschen, die sich verausgaben, weil sie meinen, um jeden Preis durchhalten zu müssen, kann *Oak* helfen.

Viele der oben angeführten Gesichtspunkte treffen auch zu, wenn Sie Probleme haben, sich an eine vernünftige Ernährung zu halten. Die Blütenessenzen werden dann nach denselben Prinzipien gewählt, zum Beispiel:

Rock Water für den Mann, der versucht, anderen ein Vorbild zu sein, indem er eine bestimmte strenge Diät einhält.

Vervain für den Mann, der leidenschaftlich versucht, jeden von den Vorteilen dieses oder jenes Systems zu überzeugen.

Chestnut Bud für den Mann, der ständig zu seinen früheren Eßgewohnheiten zurückkehrt und immer mit denselben Ausreden dafür aufwartet.

Heather für den Mann, der so besessen davon wird, was er ißt und was nicht, daß er jeden, den er kennt, mit den Einzelheiten langweilt.

Gentian für den Mann, der einmal falsch ißt und sich anschließend tagelang entmutigt fühlt.

Das Ziel der Bachblütentherapie besteht natürlich darin, geistige und emotionale Gesundheit nicht nur dann zu fördern und zu erhalten, wenn es um Körperübungen und Ernährung geht, sondern in allen Situationen und Phasen des Lebens, besonders wenn es um die Auseinandersetzung mit Krankheit geht. Ein gesunder Geist, frei von unnötiger Sorge und nutzloser Belastung, ist fähig, seine Energie zu lenken, um Krankheiten aller Art wirksam zu bekämpfen. Wer positiv denkt und emotional gesund ist, hat einen eindeutigen Vorsprung, wenn er mit einem körperlichen Problem konfrontiert wird.

Die Anwendung der Blütenessenzen ist natürlich nicht die einzige Methode, um gesund zu bleiben. Wichtig ist auch, daß man sich in einem sicheren Netz von Beziehungen geborgen fühlt. Das können Beziehungen zur Familie und zu Freunden sein, wichtig ist, daß sie auf Aufrichtigkeit und Vertrauen beruhen. Sehr wichtig ist auch, daß man gute Gründe hat, zu leben und bestimmte Dinge zu tun. Das wird Ihnen auch in schwierigen Zeiten die nötige Entschlossenheit geben, um weiterzumachen und sich nicht unterkriegen zu lassen. Und vor allen Dingen brauchen Sie die richtige Balance in Ihrem Leben. Extreme jeder Art schaden mehr als sie nützen. Der beste Freund, den Sie haben können, ist Ihr ausgeglichener Geist.

Spezielle Gesundheitsprobleme

Die Bachblütenessenzen sind besonders hilfreich, wenn ein gesundheitliches Problem oder eine ernsthafte Krankheit Sie von Ihrem Kurs abzubringen droht. Natürlich reagiert jeder einzelne unterschiedlich auf seine Krankheit, und aus diesem Grund müssen die Bachblüten immer individuell ausgewählt werden. Dennoch kann es hilfreich sein, ein paar Anregungen zu bekommen, die sich auf spezielle Probleme beziehen. Hier werden einige Krankheiten und Probleme aufgeführt, die Männer in besonderer Weise betreffen. (Manche betreffen sogar nur Männer.)

Akne

Unter Akne leiden vor allem junge Männer. Sie beginnt gewöhnlich in der Pubertät, wenn der steigende Hormonspiegel die Produktion von Talg vermehrt, der die Hautporen verstopft und zu Pickeln, Pusteln, Mitessern und Furunkeln führt. Diese treten gewöhnlich im Gesicht und auf dem Rücken auf. In schweren Fällen kann Akne dauernde Narben verursachen und anhalten, bis das Opfer Mitte zwanzig oder dreißig ist.

Auf der physischen Ebene gibt es drei Möglichkeiten zur Linderung von Akne. Die erste besteht darin, die Haut so rein wie möglich zu halten. Es gibt eine Reihe von Markenpräparaten, die man zur Reinhaltung der Poren anwenden kann und die alle in der Apotheke erhältlich sind. Sie könnten auch versuchen, die Haut mit *Crab Apple* zu reinigen. Zu diesem Zweck geben Sie zwei Tropfen der Blütenessenz in eine kleine Menge Wasser und betupfen die befallenen Stellen. Das sollte am besten regelmäßig geschehen – zum Beispiel morgens und abends, unmittelbar nach Ihrer üblichen Körperpflege.

Die zweite Möglichkeit liegt in der richtigen Ernährung und funktioniert aufgrund der Theorie, daß zuckerhaltige und fette Nahrungsmittel wie Schokolade, Süßigkeiten und Chips den Zustand verschlimmern. Obst und frisches Gemüse kann diese verdächtigen Nahrungsmittel ersetzen und die Vitamine bereitstellen, die die Haut benötigt, um geschmeidig und gesund zu bleiben. Aus demselben Grund ist es auch gut, täglich etwa acht Gläser frisches Mineralwasser zu trinken. Alternativ sind Tee und Kaffee besser als nichts, aber beides kann die Wasserausscheidung verstärken und ist daher nicht so gut wie Wasser.

Die letzte Möglichkeit besteht in der Anwendung von rezeptpflichtigen Medikamenten. Antibiotika sind die weitaus am häufigsten verordneten Medikamente für Menschen, deren Leiden vom Arzt behandelt werden muß. Gewöhnlich verschreibt dieser eine hohe Anfangsdosis, gefolgt von einer reduzierten Dosis, die sechs Monate lang eingenommen werden muß. In wirklich schweren Fällen von Akne kann der Hautarzt eine Behandlung mit einem starken Medikament, Retinolsäure genannt, vorschlagen, dessen Wirkung darin besteht, die Talgproduktion und die Bakterienmenge auf der Haut herabzusetzen. Leider hat dieses Medikament starke Nebenwirkungen wie Haarausfall und Bindehautentzündung, und die meisten Fälle von Akne sind bei weitem nicht schwer genug, um die Anwendung von Retinolsäure zu rechtfertigen.

Akne kann sich psychisch sogar noch stärker auswirken als physisch, besonders weil sie junge Männer genau in der Zeit befällt, wenn ihr Interesse an Sex und der eigenen Attraktivität erwacht. Die Bachblütenessenzen sind natürlich ausgezeichnet geeignet, wenn es darum geht, mit diesem Aspekt des Problems fertigzuwerden und eine positive Einstellung zu bewahren. Zu den Blütenessenzen, die nützlich sein könnten, gehören:

Innere Anwendung von *Crab Apple*, um den Körper zu reinigen und die Abneigung gegen sich selbst zu beseitigen, die durch das Leiden verursacht wird.

Larch bei Verlust von Selbstvertrauen.

Gorse bei Hoffnungslosigkeit.

Mimulus, wenn man Angst hat, daß das Leiden sich verschlimmert, vor Spott, vor gesellschaftlichen Anlässen und so weiter.

Willow bei Bitterkeit und Selbstmitleid.

Impatiens, wenn man frustiert ist, weil die Heilung so lange auf sich warten läßt.

Agrimony, wenn die innere Qual hinter einem Lächeln versteckt wird.

Oak für den Jugendlichen, der versucht, wie üblich weiterzumachen, obwohl er von dem Problem zermürbt wird.

Wild Rose bei Apathie und Resignation, etwa wenn der Jugendliche sagt: „Ich kann ebensogut eine Packung Chips essen und das Waschen sein lassen, weil meine Pickel ja doch nicht weggehen."

Man nimmt an, daß sich Akne durch Streß und Sorge verschlimmert, also sollte man sich bemühen, Sorgen und Ängste unter Kontrolle zu halten. *White Chestnut* ist die Blütenessenz gegen ständig sorgenvolle Gedanken; *Impatiens* kann denjenigen helfen, die sich auf unterschiedliche Weise selbst in Streß bringen. *Mimulus* und *Aspen* sind die üblichen Blütenessenzen gegen Sorge und Angst – *Mimulus,* wenn die Angst eine bestimmte, zu bezeichnende Ursache hat, und *Aspen*, wenn sie vage und allgemein ist.

Alkoholmißbrauch

Seit das Rauchen nicht mehr besonders hoch im Kurs steht, ist Alkohol die letzte gesellschaftsfähige Droge. Da er überall erhältlich ist, wird leicht vergessen, daß es sich dabei um ein Gift handelt, das schwere Folgen für Körper und Geist haben kann. Alkohol kann Sie töten, nach vielen Jahren des Mißbrauchs oder plötzlich und dramatisch nach einem heftigen Gelage. Dennoch führt die Tatsache, daß so viele Leute trinken, dazu, daß Alkoholiker einfach abstreiten, daß sie Hilfe brauchen, auch wenn allen anderen klar ist, daß es ein Problem gibt. Was sind die Anzeichen für ein Alkoholproblem? Stellen Sie fest, wie viele der folgenden Aussagen auf Sie zutreffen:

Es fällt mir schwer, einen alkoholfreien Tag einzulegen.
Ich trinke oft tagsüber.
Ich habe Blackouts, so daß ich mich nach einer durchzechten Nacht nicht daran erinnern kann, wie ich nach Hause gekommen bin.
Ich trinke mehr als 28 Einheiten Alkohol in der Woche. (Das sind 7 Liter normalstarkes Bier oder 28 Gläser Wein. Für Frauen liegt die Grenze niedriger.)
Ich trinke, um Probleme zu vergessen oder Streß erträglicher zu machen.
Ich kann nicht zu einer Party oder in ein Restaurant gehen, ohne zu trinken.
Ich habe in der Vergangenheit versucht, meinen Alkoholkonsum einzuschränken, aber ich trinke noch genauso viel wie immer.
Einer von meinen Eltern oder beide hatten ein Alkoholproblem.
Ich trinke oft für mich allein.
Ich trinke mehr und/oder schneller als meine Freunde.

Wenn die meisten dieser Aussagen auf Sie zutreffen, könnten Sie ein Alkoholproblem haben. Was sollten Sie dagegen tun? Die kurze Antwort lautet, aufhören zu trinken. Doch wie bei allen anderen Süchten ist dies viel leichter gesagt als getan. Zunächst einmal verbinden wir Alkohol sehr schnell mit bestimmten Situationen und Ereignissen, etwa abends von der Arbeit zu kommen, vor dem Fernseher zu sitzen oder mit geselligen Kontakten. Diese emotionalen Auslöser veranlassen uns, regelmäßig und mit großer Selbstverständlichkeit zu trinken, und es ist schwierig, sie zu umgehen oder durch irgendeine Aktivität zu ersetzen, wenn sie erst einmal betätigt sind. Ein zweiter Grund besteht darin, daß Alkohol uns kurzfristig in eine Hochstimmung versetzt, in der wir ein besseres Selbstgefühl haben und Probleme unwirklicher erscheinen. Die Tatsache, daß Alkohol alles noch viel schlimmer macht, vergißt man oft, bis es zu spät ist. Physische Abhängigkeit kann eintreten, wenn der Körper so an die tägliche Ration Alkohol gewöhnt ist, daß er schwer damit fertig wird, wenn man sie ihm entzieht. Dies führt zu den typischen Symptomen: geistige Beeinträchtigung, Zittern, Halluzinationen, Übelkeit und die Gier nach mehr Alkohol.

Angesichts der Tatsache, daß die Gründe für übermäßigen Alkoholkonsum meist auf der emotionalen Ebene zu suchen sind, können die Bachblütenessenzen eine wirkliche Hilfe sein, zumindest in den frühen Stadien, wenn ein Alkoholproblem sich noch in der Entwicklung befindet:

Chestnut Bud für den Mann, der wiederholt versucht, mit dem Trinken aufzuhören, und es nicht schafft, oder für den Mann, dessen Alkoholkonsum immer von denselben Ereignissen ausgelöst wird.

Vervain für den nervösen Typ, der Alkohol als ein Mittel zum Abschalten benutzt.

Agrimony für den Mann, der seine Probleme im Alkohol ertränkt, statt sich ihnen zu stellen.

White Chestnut für den Mann, der sich ständig Sorgen macht.

Mimulus für den Mann, der sich bei gesellschaftlichen Anlässen ohne einen Drink verloren fühlt.

Centaury für den Mann, der nicht trinkt, weil er es will, sondern weil seine Freunde es von ihm wollen.

Elm für den durchaus fähigen Mann, der sich dem Trinken zuwendet, wenn ihm seine Pflichten zuviel werden.

Pine für den Mann, der wegen seines Alkoholproblems von Schuldgefühlen geplagt wird und der dennoch unfähig ist, mit dem Trinken aufzuhören.

Scleranthus für den unzuverlässigen Typ, der zwischen Euphorie und Schwermut schwankt und sich in beiden Extremen dem Trinken zuwendet.

Gentian für den Mann, den der gescheiterte Versuch, das Trinken aufzugeben, entmutigt hat.

Wenn man es mit einem ernsten Alkoholproblem zu tun hat, besonders im Fall von bekanntem oder vermutetem Alkoholismus, ist ein zusätzlicher Gesichtspunkt zu beachten. Die Stock-Bachblütenessenzen, die Sie in der Apotheke kaufen, sind in reinem Branntwein konserviert. Die Menge an Alkohol, die mit den Bachblütenessenzen aufgenommen wird, ist winzig, besonders wenn sie auf die empfohlene Weise mit Wasser verdünnt werden, aber es kann dennoch psychologische Gründe geben, einem Alkoholiker selbst diese Menge nicht zu geben. Jeder Mensch mit einem ernsten Alkoholproblem benötigt ärztliche Hilfe, und bevor Sie die Blütenessenzen unter solchen Umständen verabreichen, sollten Sie auf jeden Fall einen Arzt konsultieren.

Es gibt eine Reihe von Maßnahmen, die Ihnen helfen können, sich einem alkoholfreien Leben anzupassen:

Nehmen Sie ein neues Hobby auf.
Ergreifen Sie die Gelegenheit, wirklich fit zu werden.

Erzählen Sie jedem, daß Sie aufgehört haben zu trinken, und seien Sie stolz auf Ihre Selbstbeherrschung und Willenskraft.

Lernen Sie, sich zu entspannen.

Vermeiden Sie jeden Gedanken daran, wie schön es damals war, als Sie noch trinken durften. (*Honeysuckle* ist die Blütenessenz, um schädlicher Nostalgie entgegenzuwirken.)

Lassen Sie sich nicht in Selbstmitleid versinken. (*Willow* ist die Blütenessenz dafür.)

Wenn Sie wirklich Probleme haben, mit dem Trinken aufzuhören, und noch nicht beim Arzt waren, so tun Sie es jetzt. Wenn der Arzt Ihnen nicht selbst helfen kann, wird er Sie an jemanden verweisen, der es kann. Sie können es auch bei den Anonymen Alkoholikern versuchen, die seit einem halben Jahrhundert nichts anderes tun, als Menschen zu helfen, die das Trinken einfach nicht aufgeben können. Sie finden ihre Telefonnummer in Ihrem Telefonbuch. (Gelbe Seiten, Vorspann, unter dem Stichwort „Selbsthilfegruppen", Anm.d. Lektorats)

Beschneidung

Beschneidung ist die operative Entfernung der Vorhaut, die in vielen Kulturen rituell durchgeführt wurde und wird. Dazu gehören die alten Ägypter, die Azteken, die australischen Ureinwohner, die Moslems und natürlich die Juden. Oft ist die Beschneidung ein Zeichen dafür, daß aus einem Jungen ein Mann geworden ist, oder ein Indiz, daß der Mann, der sich ihr unterzieht, die Religion und Lebensart seines Volkes akzeptiert hat.

Der zweite Grund für eine Beschneidung liegt vor, wenn medizinische Erwägungen sie ratsam machen. Manche Männer haben zum Beispiel Schwierigkeiten, ihre

Vorhaut zurückzuziehen, um die Spitze des Penis (Eichel) freizulegen. Dies macht es schwer, den Penis sauberzuhalten, was wiederum zu Infektionen und anderen Krankheiten führen kann. Wenn die Vorhaut sehr eng ist, entsteht das zusätzliche Problem, daß der Mann bei einer Erektion Schmerz empfindet. Hier kann die Beschneidung eine mögliche Lösung sein.

Die Beschneidung ist bei sehr kleinen Kindern eine verhältnismäßig leichte Operation. Das jüdische Gesetz verlangt vermutlich aus diesem Grund, daß sie bereits am achten Tag nach der Geburt erfolgt. Dennoch kann es ein paar nachteilige emotionale Reaktionen geben. *Rescue Remedy* wird besonders empfohlen, denn es enthält: *Star of Bethlehem* gegen Schock, *Rock Rose* gegen panischen Schrecken und *Clematis* gegen Schwächegefühl.

Dieselbe Empfehlung gibt man auch dem erwachsenen Mann, der sich einer Beschneidung unterziehen muß. In seinem Fall könnten noch weitere Blütenessenzen vor und nach der Operation nützlich sein: *Mimulus*, um mit der Angst vor der Operation fertigzuwerden, und *White Chestnut*, wenn der Gedanke an die Operation zu einer ständigen Beunruhigung wird. Nach der Operation kann *Crab Apple* helfen, jede unsinnige Empfindlichkeit hinsichtlich der Operationsfolgen zu beseitigen. Einen Verlust von Selbstvertrauen in sexuellen Dingen kann man mit *Larch* beruhigen.

Bluterkrankheit

Bluterkrankheit ist ein angeborenes Leiden, bei dem bestimmte Proteine im Blut fehlen. Da die fehlenden Proteine an der Blutgerinnung beteiligt sind, kann schon eine geringfügige Verletzung eine schwere und anhaltende Blutung verursachen. Daher müssen Bluter sehr vorsichtig sein, um Verletzungen zu vermeiden, und benötigen regelmäßige Behandlung mit Blutgerinnungsmitteln.

An dieser Krankheit leiden nur Männer. Frauen können Trägerinnen sein, aber sie entwickeln niemals die Krankheit oder irgendwelche ihrer Symptome. Vererbt wird die Krankheit über das X-Chromosom (Frauen haben zwei X-Chromosomen; Männer haben ein X-Chromsom und ein Y-Chromosom). Der Sohn eines Bluters und einer Nichtträgerin wird die Krankheit niemals bekommen, weil das Kind einen XY-Chromosomensatz benötigt, um männlich zu sein. Das Y-Chromosom kann nur vom Vater kommen, also kommt das X-Chromosom von der gesunden Mutter. Die Töchter derselben Verbindung werden immer Trägerinnen sein, weil ihr XX-Chromosomensatz das infizierte X-Chromsom des Vaters beinhalten muß. Wenn der Vater gesund ist und die Mutter Trägerin, diktiert dieselbe einfache Rechnung, daß männliche Kinder mit 50 Prozent Wahrscheinlichkeit die Krankheit bekommen werden und weibliche Kinder mit derselben Wahrscheinlichkeit Trägerinnen sind.

Die Bluterkrankheit ist potentiell lebensbedrohend, und in der Vergangenheit starben viele daran Leidende in der Kindheit. Heutzutage gibt es aufgrund der verbesserten Therapie eine ausgezeichnete Prognose für die Krankheit selbst, und die wirkliche Gefahr für Bluter kam in den letzten Jahren woandersher. In den achtziger Jahren wurden viele Fälle bekannt, in denen Bluter durch Blutkonserven, die zur Behandlung ihrer Krankheit gebraucht wurden, mit dem HI-Virus infiziert wurden. Obwohl Tests gemacht werden, um sicherzustellen, daß dies in Zukunft nicht mehr geschieht, kann das kaum ein Trost für die Männer sein, die feststellen mußten, daß die Behandlung ihr Leben schlimmer statt besser gemacht hat.

Zu den besonderen emotionalen Problemen, unter denen Menschen mit der Bluterkrankheit leiden, zählen:

Zu bezeichnende Ängste wie die Angst vor Verletzung oder davor, die Krankheit an folgende Generationen weiterzugeben: *Mimulus*.

Angst wegen der Auswirkungen der Krankheit auf geliebte Menschen: *Red Chestnut*.

Abneigung gegen die Krankheit und Gefühle der Unreinheit; auch Empfindlichkeit gegen die erforderliche Behandlung: *Crab Apple*.

Bluthochdruck

Der Blutdruck wird üblicherweise in zwei Werten ausgedrückt, zum Beispiel 120/80, 150/90 und so weiter. Der erste Wert ist der Blutdruck, wenn sich das Herz zusammenzieht (der systolische Druck), der zweite, niedrigere Wert ist der Druck, wenn das Herz zwischen den Schlägen ruht (der diastolische Druck). Probleme können auftreten, wenn entweder der systolische oder der diastolische Druck höher ist als normal, wobei „normal" vom Alter des Menschen und irgendwelchen Beschwerden, an denen er leiden könnte, abhängt. Schon so niedrige Werte wie 140/90 können bei einem jungen Mann, der übermäßig viel trinkt und raucht, ein Grund zur Besorgnis sein, wohingegen sie bei einem Mann in mittleren Jahren, der ein ausgeglichenes, gesundes Leben führt, als annehmbar betrachtet würden.

Wie man ihn auch bestimmt, Bluthochdruck kann jahrelang bestehen und muß nicht unbedingt irgendwelche offensichtlichen Symptome verursachen. Aus diesem Grund sollten Männer über 35 ihren Blutdruck in jährlichen Abständen überprüfen lassen, besonders wenn sie an Übergewicht leiden oder wenn ihre Familienmitglieder bereits Schlaganfälle oder Herzinfarkte erlitten haben. Der Grund für die Beobachtung des Blutdrucks besteht darin, daß Männer zwischen 40 und 50 mit Bluthochdruck zehnmal eher einen Schlaganfall erleiden und außerdem ein sehr hohes Risiko für Herzkrankheiten tragen. Bluthochdruck belastet und schädigt nämlich die Arterien, was schließlich zur Bildung von Blutgerinnseln führen kann.

Die beste Möglichkeit, Bluthochdruck zu vermeiden und zu behandeln, besteht darin, fit zu bleiben und ein gesundes Leben zu führen. Wenn Sie Übergewicht haben, müssen Sie versuchen, wieder in eine Ihrer Größe angemessene Gewichtsklasse zu kommen. Auch sollten Sie täglich nicht mehr als drei Einheiten Alkohol trinken (eine Einheit entspricht einem halben Liter Bier, einem Glas Wein oder einem Maß Spirituosen) und Ihre tägliche Salzaufnahme vermindern. Regelmäßige Körperübungen sind gut, aber wenn Sie an Bluthochdruck leiden, sollten Sie Ihren Arzt konsultieren, bevor Sie mehr als die kleinste Veränderung der Körperübung vornehmen, die Sie ausführen. Es ist auch vorteilhaft, Schritte zur Verminderung von Streß in Ihrem Leben zu unternehmen. (Siehe auch Kapitel 4 zum Thema Streß.) Wenn Sie rauchen, hören Sie damit auf.

Das Vornehmen dieser Veränderungen wird unvermeidlich ein gewisses Maß an Selbstprüfung und ein paar feste Entschlüsse beinhalten. Die Bachblütenessenzen können nützlich sein, wenn die Dinge schwierig werden, und die Indikationen für ihre Anwendung werden in dem Fall dieselben sein wie in allen anderen Fällen – mit anderen Worten, sie sollten entsprechend der Persönlichkeit und den gegenwärtigen Gefühlen des betreffenden Menschen ausgewählt werden.

Die meisten Menschen werden nicht mehr tun müssen, als gesünder zu leben, um den Blutdruck normal zu erhalten. Es gibt jedoch eine beträchtliche Minderheit, bei der diese Maßnahme nicht genug ist. Diese Menschen benötigen Medikamente. Zu den häufig verordneten Medikamenten gehören Diuretika, deren hauptsächliche Wirkung darin besteht, die Menge und Häufigkeit des Wasserlassens zu steigern, und Betablocker.

Bruch

Ein Bruch wird dadurch verursacht, daß ein Teil eines inneren Organs durch das umgebende Gewebe tritt. Am besten bekannt ist der Leistenbruch, der bei Männern häufiger vorkommt als bei Frauen, und zwar aus zwei Gründen. Erstens verläuft der Samenstrang nahe der Leiste an der Bauchdecke und sorgt für einen natürlicherweise schwachen Punkt. Zweitens wird ein Bruch besonders mit schwerem Heben in Verbindung gebracht, und solche Arbeiten erledigen meist Männer.

Es gibt viele weitere Brucharten, die alle nach dem Körperteil bezeichnet werden, der hervortritt, oder nach dem Bereich, in dem der Bruch vorkommt. Einige, wie der Zwerchfellbruch, bei dem sich die Därme durch das Zwerchfell nach oben schieben, sind vollständig innerlich, meist sehr schmerzhaft und verlangen in einigen Fällen nach einem operativen Eingriff. Leistenbrüche schmerzen gewöhnlich nicht und werden oft einfach mit einem Bruchband behandelt, das den Vorsprung sanft wieder an seinen Platz zurückschiebt. Körperliche Anstrengung sollte man vermeiden, da jede plötzliche Belastung den Zustand verschlimmern kann.

Brüche sind ein gänzlich körperliches Leiden, das mit den oben beschriebenen Methoden bestens behandelt werden kann. Die Bachblütenessenzen wirken unterstützend, wenn es darum geht, Emotionen oder Charakterzüge zu überwinden, die der Genesung hinderlich sein könnten. Zum Beispiel scheint es einigen Männern trotz Anweisung des Arztes nicht möglich zu sein, zu ruhen und anstrengende Tätigkeiten zu vermeiden. *Rock Water* ist für Menschen, die sich zuviel abverlangen und nicht von ihrer üblichen Routine lassen wollen. *Oak* ist für den starken, beständigen Mann, der wie zuvor weiterschuftet, auch wenn er weiß, daß er damit aufhören sollte. *Vervain* ist für den Enthusiasten, der sich von den Erfordernissen des Augenblicks so anfeuern läßt, daß er vergißt, auf sein eigenes Tempo zu achten. *Impatiens* ist für den Mann, der bei der geringsten Frustration gereizt wird und zu schnell zu seinen früheren Gewohnheiten zurückkehrt. Dann gibt es noch die autoritären Männer, die immer meinen, es besser zu wissen als alle anderen, und von niemandem Rat annehmen wollen. *Vine* ist die Blütenessenz, die ihnen hilft zuzuhören.

Andere Männer ekeln sich vielleicht vor dem Bruch, besonders wenn er äußerlich sichtbar ist. *Crab Apple* ist die Blütenessenz, um solche Gefühle zu bereinigen. Nach vollständiger Genesung kann mangelndes Selbstvertrauen verhindern, daß der Mann eine körperlich anstrengende Arbeit wiederaufnimmt, auch wenn man ihm versichert, daß er das risikolos tun kann. *Larch* könnte in solchen Fällen eine Hilfe sein.

Depressionen

Männer klagen weitaus weniger über Depressionen als Frauen, aber das beruht möglicherweise auf derselben Konditionierung, die dafür sorgt, daß sie nicht rechtzeitig zum Arzt gehen, mit anderen Worten, auf der Überzeugung, daß sie im Fall von Unwohlsein in der Lage sein sollten, selbst damit fertigzuwerden. Frauen halten sich nicht für schwach oder dumm, wenn sie über ihre Gefühle sprechen, und werden diesen Zustand daher weitaus weniger lang ertragen.

Es gibt mehrere Bachblütenessenzen, die bei Depressionen helfen können. Gegen das verhältnismäßig leichte

Gefühl von Niedergeschlagenheit wegen eines Rückschlags oder eines unerwarteten Problems ist *Gentian* die zu wählende Blütenessenz. Wenn die Dinge über den *Gentian*-Zustand hinausgegangen sind und ein bestimmtes Problem zu Gefühlen von Verzweiflung und Hoffnungslosigkeit geführt hat, wäre *Gorse* vorzuziehen. *Sweet Chestnut* ist für die Menschen reserviert, die alles versucht haben, um aus ihrem Dilemma herauszukommen, aber ohne Erfolg. Menschen in diesem Zustand haben das Gefühl, daß die Zukunft völlig finster ist und daß nur Einsamkeit und Dunkelheit übrigbleiben. Wer sich in Gedanken mit Selbstmord beschäftigt, braucht *Cherry Plum* gegen die unbeherrschten, gewalttätigen Gedanken.

All diese Zustände haben eine Ursache. Die Hilfe, die die Bachblüten anbieten, besteht darin, eine neue Perspektive der Situation zu vermitteln, um so Möglichkeiten anzuregen, die Dinge zu verbessern. Es gibt jedoch eine weitere Form der Depression, bei der der Mensch seine Gefühle nicht begründen kann. Er zählt vielleicht alle guten Dinge in seinem Leben auf und fühlt dennoch eine tiefe Schwermut. Für diesen Zustand ist *Mustard* die zu wählende Blütenessenz.

In Fachkreisen wird zwischen „leichter“ und „schwerer“ Depression unterschieden. Auch der *Sweet Chetnut*-Zustand wird gewöhnlich als leichte Depression eingestuft. Leichte Depressionen sind normalerweise von kurzer Dauer und verhältnismäßig einfach zu heilen. Schwere Depression kommt zum Glück viel seltener vor und ist ein gefährlicher Zustand, eine regelrechte Geisteskrankheit.

Wie die leichte Depression kann die schwere Depression mit einem bestimmten Ereignis in Verbindung stehen oder von der *Mustard*-Art sein und wie aus heiterem Himmel kommen. Der Mann, der eine schwere Depression durchmacht, erlebt vielleicht sehr mächtige negative Gefühle, einschließlich Schuldgefühlen, Hoffnungslosigkeit und Verzweiflung. Er kann weitere Symptome geistiger Störung zeigen, wie Zwangsverhalten, Wahnvorstellungen, Konzentrationsunfähigkeit, Verlust emotionaler Beherrschung, Schlaflosigkeit und extreme Müdigkeit. Er verliert vielleicht jegliches Interesse daran, für sich selbst zu sorgen, was zu extremem Gewichtsverlust und Austrocknung führt. Einige Menschen sublimieren die Depression zu einer übertriebenen Angst vor Krankheit und Tod.

Dies sind ernste und erschreckende Symptome, und außerdem besteht das Risiko des Selbstmords oder, seltener, gewalttätiger Ausbrüche gegen andere. Wenn Sie außerdem in Betracht ziehen, daß diese Symptome zahlreiche, manchmal sehr gefährliche physische Probleme verursachen können, dann ist klar, daß hier erfahrene fachliche Hilfe erforderlich ist. Wenn eine schwere Depression vorliegt, sollten die Bachblütenessenzen nur in Verbindung mit anderen Behandlungen angewandt werden, und wenn Sie kein Arzt oder Psychiater sind, sollten Sie niemals versuchen, solche Patienten allein zu behandeln.

Sie haben sich wahrscheinlich schon Gedanken gemacht, welche Blütenessenzen bei den aufgeführten geistigen Zuständen verabreicht werden könnten. Wenn nicht oder wenn Sie Ihre Auswahl überprüfen wollen, hier meine Vorschläge:

Pine bei Schuldgefühl.

Gorse bei Hoffnungslosigkeit.

Sweet Chestnut bei geistiger Qual.

Mustard bei düsterer Schwermut, die aus heiterem Himmel auftaucht.

Crab Apple bei zwanghaftem Verhalten.

White Chestnut bei unerwünschten, hartnäckigen Gedanken und dadurch verursachter Schlaflosigkeit und Konzentrationsmangel.

Heather bei Hypochondrie und Tränenreichtum infolge von Selbstbesessenheit.

Cherry Plum gegen den Verlust von emotionaler Selbstbeherrschung und Selbstmordgedanken oder gewalttätige Ausbrüche.

Aspen gegen unbegründete Angst.

Rock Rose gegen panischen Schrecken.

Clematis bei Unaufmerksamkeit infolge von Phantasievorstellungen.

Olive und *Hornbeam* bei physischer und geistiger Müdigkeit.

Wild Rose bei Apathie und Erschöpfung.

In der Praxis wird es nicht notwendig sein, all diese Blütenessenzen gleichzeitig zu verabreichen, auch wenn alle Symptome vorhanden wären, was sehr selten der Fall ist. Mischungen sollten nicht mehr als sechs Blütenessenzen enthalten. So haben die gewählten Blütenessenzen eine bessere Chance, eine klare Wirkung zu zeigen.

Drogensucht

Von den Menschen, die regelmäßig illegale Drogen nehmen, sind die meisten Männer. Möglicherweise hat das etwas damit zu tun, daß Männer eher bereit sind, Risiken einzugehen, um Beachtung zu finden. Drogenmißbrauch kann auch dadurch verursacht werden, daß man(n) nicht in der Lage ist, Gefühle auf gesunde Weise auszuleben. Wie auch immer, man schätzt, daß auf jede weibliche Drogensüchtige drei männliche kommen.

Drogensüchtig zu sein ist nicht dasselbe, wie einfach nur Drogen zu nehmen. Sie können ein paar Wochen lang Schlaftabletten nehmen und dennoch nicht süchtig danach sein. Ebenso können Sie eine Weile Cannabis rauchen und dann damit aufhören, ohne daß irgendein Problem entsteht, außer dem Schaden, den Sie Ihren Lungen durch das Einatmen des Rauchs zufügen. Eine echte Sucht und wirkliche Gefahr für die Gesundheit besteht dann, wenn Sie langfristig Drogen nehmen und/oder nicht nach Belieben damit aufhören können.

Warum nehmen Menschen Drogen? Aus einer Perspektive ist die Frage einfach zu beantworten. Der Konsum irgendeiner bewußtseinsverändernden Substanz deutet darauf hin, daß es etwas gibt, das der Konsument geändert haben möchte. Manche Menschen haben Probleme, die sie ohne eine Art von Stütze nicht verkraften können. Andere sind einfach neugierig zu erfahren, welche Wirkung diese oder jene Droge auf sie haben wird. Wieder andere haben Schmerzen und möchten sie lindern, und noch andere wollen sich einfach ruhig und entspannt fühlen. Allerdings erklärt keiner dieser Gründe, warum Menschen von Drogen abhängig werden.

Es gibt viele Theorien über die Drogensucht. Manche behaupten, sie sei einfach das Ende eines langen Prozesses von Ursache und Wirkung, der mit dem ersten Joint beginnt. Dies ist das Bild, das staatliche Antidrogen-Kampagnen oft zu projizieren versuchen; es wird jedoch von den meisten Leuten mit wirklicher Erfahrung auf dem Gebiet als zu simpel abgelehnt. Andere weisen darauf hin, daß der Konsum bestimmter Drogen mit einem bestimmten Lebensstil verbunden ist. Dieses Argument hat viel für sich, und die momentane Modedroge Ecstasy zeigt deutlich, wie eine Droge mit einer bestimmten Musik und den dazugehörigen Parties verbunden ist. Wer nichts mit dieser Kultur zu tun hat, wird kaum in Versuchung kommen, die Droge zu nehmen. Diese Theorie erklärt jedoch nicht, warum aus einer Gruppe von Menschen, die alle am selben

Lebensstil teilhaben, einige drogensüchtig werden, während andere die Droge nehmen, aber auch von ihr ablassen können.

Die Erklärung hierfür mag in der Idee der „Suchtpersönlichkeit“ liegen – mit anderen Worten in der Überzeugung, daß die Reize oder Stärken dieser oder jener Droge nicht so wichtig sind wie der Charakter des Menschen, der sie nimmt. Einfach gesagt, manche Menschen werden schneller als andere nach etwas süchtig. Bei dem betreffenden Etwas kann es sich um Alkohol, Tabak, rezeptpflichtige Medikamente oder illegale „Straßendrogen“ handeln. Oft sind es mehrere davon oder alle.

Sie könnten denken, daß es eine Parallele gibt zwischen dieser Theorie und Dr. Bachs Konzept der unterschiedlichen Charaktertypen. Es ist jedoch wichtig, aus dieser anscheinenden Ähnlichkeit nicht den Schluß zu ziehen, Suchtpersönlichkeiten seien zum Beispiel immer *Centaury*- oder *Scleranthus*-Menschen oder irgendwelche anderen Bach-Typen. Tatsächlich spricht man von einer Suchtpersönlichkeit, wenn jemand unglücklich mit sich ist und mit Hilfe von Drogen nach einer verbesserten Version von sich selbst sucht. Der Grund für seine Unzufriedenheit könnte sein, daß ihm seine Erscheinung nicht gefällt (*Crab Apple*) oder daß er innere Qualen erleidet, von denen andere Menschen nichts wissen (*Agrimony*). Es könnte aber ebensogut sein, daß er seiner eigenen strengen Natur entkommen (*Rock Water*) oder gegenwärtigen Problemen ausweichen möchte, indem er Zuflucht zu Träumen von zukünftigem Glück nimmt (*Clematis*). Die wahre Parallele zwischen dem Konzept der Suchtpersönlichkeit und den Bachblütenessenzen liegt also in Dr. Bachs Idee von negativen Persönlichkeitsaspekten und negativen geistigen oder emotionalen Zuständen. Da alle Bach-Typen ihre negative Seite haben, kann jeder von ihnen unter entsprechenden Umständen eine Suchtpersönlichkeit entwickeln.

Wenn man jemandem mit einem Drogenproblem helfen will, muß man zunächst einmal feststellen, was ihn in erster Linie zur Drogeneinnahme veranlaßt hat. Dies hat oft irgendwie mit seiner Typ-Blütenessenz zu tun, und wenn Sie die entdeckt haben, wird es Ihnen leichter fallen, auch ihre negativen Aspekte zu erkennen. Wenn jemand zum Beispiel Drogen nimmt, um seine peinliche Schüchternheit zu verbergen und sich Selbstvertrauen und Selbstsicherheit zu verschaffen, ist er wahrscheinlich ein *Mimulus*-Mensch. Die Gründe für den Drogenmißbrauch festzustellen, kann eine schwierige Aufgabe sein. Erstens, weil Drogensüchtige notorische Lügner sind, und zweitens, weil langfristiger Drogenmißbrauch eine Persönlichkeitsveränderung bewirkt. Ein mißtrauischer, feindseliger Mensch könnte in seinem Normalzustand ein ruhiger *Centaury*-Typ sein; der apathische Mensch, der einfach nur mit den Schultern zuckt, könnte im Inneren ein dynamischer *Vervain*-Typ sein. Machen Sie sich also auf eine lange Nervenprobe gefaßt. Süchtige sind Menschen, denen nur schwer zu helfen ist.

Wie wir gesehen haben, könnte jede der Typ-Blütenessenzen benötigt werden. Es ist jedoch hilfreich, eine Liste der Helfer-Blütenessenzen zu haben, die sich bei der Behandlung von Drogensucht als sehr nützlich erweisen können:

Gentian zur Überwindung von Rückschlägen, besonders wenn der Mensch nach einer drogenfreien Zeit wieder rückfällig geworden ist und nun meint, den Krieg verloren zu haben. *Gentian* wird verabreicht, um ihn daran zu erinnern, daß er nur eine einzelne Schlacht verloren hat, und ihm Mut zu geben, damit er den Kampf wieder aufnehmen kann.

Walnut zum Schutz vor äußeren Einflüssen, vor allem vor dem Einfluß von Freunden aus der Drogenszene.

Aspen gegen vage, unwirkliche Gefühle von Angst und Sorge. Genesende Süchtige neigen besonders zu diesen Ängsten, die ungewiß und ohne Zusammenhang zu sein scheinen.

Mustard gegen unerklärliche und unvorhersehbare Depressionen und Schwermut. Wie die *Aspen*-Ängste sind die *Mustard*-Zustände bei Süchtigen oft anzutreffen.

Chestnut Bud für den Menschen, der nach jeder Genesung erneut zu Drogen greift, fest entschlossen, sie diesmal unter Kontrolle zu halten. Das gelingt ihm natürlich niemals, und die *Chestnut Bud*-Blütenessenz wird verabreicht, um ihm zu helfen, aus seinen vergangenen Fehlern zu lernen.

Crab Apple, wenn der Süchtige sich seiner geistigen oder physischen Verfassung schämt.

Wild Rose gegen Apathie und die Tendenz, mangels Willenskraft in alte Gewohnheiten zurückzufallen.

Star of Bethlehem gegen den Schock, der bei plötzlichem Drogenentzug eintreten kann.

White Chestnut, um unerwünschten Gedanken an Drogen entgegenzuwirken, die es unmöglich machen, andere Lebensbereiche positiv zu sehen.

Menschen nehmen Drogen, weil sie sich mit ihnen besser fühlen als ohne sie. Das heißt, wenn sie aufhören, Drogen zu nehmen, werden sie sich wahrscheinlich schlechter fühlen. Die ursprünglichen Probleme kehren zurück, vielleicht sogar verstärkt, weil sie die ganze Zeit verdrängt worden sind. Dies bedeutet, daß physischer Entzug nur ein Teil des Heilungsprozesses ist. Der Süchtige muß auch die positive Seite seiner Persönlichkeit kennenlernen und erfahren, wie mit den negativen Aspekten umzugehen ist, die ihn zu den Drogen getrieben haben. Die Bachblütenessenzen helfen dabei, aber die komplexe Natur von Drogenabhängigkeit erfordert, daß sie zusammen mit anderen Methoden eingesetzt werden. Es gibt zahlreiche Organisationen, die Hilfe, Rat und Behandlung bieten können, wenn man oder jemand, den man kennt, von Drogen loskommen will. Der Hausarzt ist eine erste gute Anlaufstelle, denn er wird wissen, welche Hilfe zur Verfügung steht und wie man sie bekommt.

Haarausfall

Haarausfall kann auf verschiedene Arten vor sich gehen. Die erste ist die allmähliche Lichtung, die mit dem Alter eintritt und kahle Stellen und eine Stirnglatze verursacht. Sie ist am häufigsten und bei Männern viel ausgeprägter als bei Frauen.

Dramatischen Haarausfall bewirkt eine Krankheit der Kopfhaut namens Alopezie. Der daran Leidende kann buchstäblich über Nacht fast all seine Haare verlieren, obwohl der Prozeß häufiger Tage oder Wochen bis zur Vollendung dauert. Einigen Studien zufolge befällt diese Krankheit einen Menschen von hundert, obschon ihre extremste Form, bei der auch das Körperhaar, Augenbrauen und Augenwimpern ausgehen, zum Glück viel seltener ist.

Haarausfall kann auch erblich sein oder von Behandlungen verursacht werden, die zur Behebung anderer Krankheiten erfolgen. Chemotherapie zur Krebsbekämpfung ist das bekannteste Beispiel.

Ebenso, wie es verschiedene Arten von Haarausfall gibt, gibt es auch unterschiedliche Behandlungsmethoden und Zukunftsaussichten. Bei dem typischen altersbedingten Haarausfall kann eine Haartransplantation vorgenommen werden. Dies ist jedoch eine teure und potentiell gefährliche Behandlung, die niemals ohne qualifizierten und seriösen ärztlichen Rat erfolgen sollte. Außerdem tut man gut daran, die Anbieter von Wunderkuren zu meiden, die in der Presse für ihre Dienste Reklame machen. Solche Kuren sind bestenfalls unwirksam und schlimmstenfalls äußerst gefährlich.

Alopezie ist irgendwie ein Rätsel für die medizinische Wissenschaft, und das Haar kann ebenso schnell und unerklärlich wieder wachsen, wie es einst ausgefallen ist. Es stehen Medikamente zur Verfügung, die helfen können, aber es gibt kein Heilmittel, um das Leiden zu kurieren, und in vielen Fällen kann man nichts weiter tun, als dem Leidenden Möglichkeiten zu zeigen, wie er mit dem Problem leben kann. Bei erblicher Kahlheit gibt es ebenfalls keine sichere Behandlung; Haarausfall infolge von medikamentaler Therapie hört jedoch auf, sobald die Therapie beendet ist.

Die beste Lösung besteht darin, sich selbst als das zu akzeptieren, was man ist, und den Haarausfall ins richtige Verhältnis zu bringen. Die Blütenessenzen können Ihnen helfen, negative Gedanken zu vermeiden, und dadurch auch die Wahrscheinlichkeit vermindern, daß Streß das Problem verschlimmert. Zum Beispiel:

White Chestnut, wenn sorgenvolle Gedanken Sie davon abhalten, sich auf andere Dinge als Ihren Haarausfall zu konzentrieren.

Agrimony, wenn Sie über Ihre Kahlheit scherzen, aber in der Nacht wach liegen und deswegen Qualen leiden.

Heather, wenn Sie jedem, dem Sie begegnen, alles über Ihren Haarausfall erzählen. Hier ist das wirkliche Problem nicht der Haarausfall, sondern Einsamkeit und Egozentrik, und dagegen hilft die Blütenessenz.

Honeysuckle, wenn Sie Ihren Haarausfall als Zeichen dafür sehen, daß Ihre Jugend vorbei ist, und darüber in Nostalgie und Bedauern versinken.

Larch gegen den oft mit Haarausfall verbundenen Verlust von Selbstvertrauen.

Willow, wenn Sie sich ärgern, daß Sie Ihr Haar verlieren, während andere Männer, die noch älter sind als Sie, ihres behalten. Dies ist die Blütenessenz, um die Dinge ins richtige Verhältnis zu bringen und einem Abgleiten in Selbstmitleid entgegenzuwirken.

Crab Apple, wenn Ihnen Ihr neues Aussehen mißfällt und Sie daher vermeiden, sich anzuschauen.

Walnut, wenn Sie Hilfe benötigen, um sich der Veränderung anzupassen.

Star of Bethlehem gegen Schock. Diese Blütenessenz ist fast immer bei plötzlichem Haarausfall angezeigt, besonders in sehr jungem Alter. Sie kann aber auch älteren Menschen helfen, wenn sie sich von ihrem Haarverlust schockiert fühlen, wie natürlich dieser der übrigen Welt auch erscheinen mag.

Gorse bei Verzweiflung.

Chestnut Bud, wenn Sie ständig die neuesten Wunderhaarwuchsmittel ausprobieren und unfähig zu sein scheinen, aus der bitteren Erfahrung zu lernen, daß sie nicht wirken.

Herzleiden

An Herzleiden sterben in der westlichen Welt mehr Menschen als an irgendeiner anderen Krankheit. Die Ursache der meisten Herzinfarkte ist Arteriosklerose – laienhaft ausgedrückt: die Verhärtung und Verengung von Arterien infolge von Substanz, die sich in ihnen bildet.

Arteriosklerose schränkt den Blutfluß zum Herzen ein, und die Wirkungen dieses Prozesses reichen von leichter Angina pectoris (Herzenge), die man nur bei körperlicher Anstrengung fühlt, bis zu potentiell tödlichen Herzinfarkten.

Der typische Herzleidende ist ein übergewichtiger Mann in den mittleren Jahren, der im Beruf unter starkem Druck steht, raucht und trinkt und sich zu wenig Bewegung verschafft. An dieser Karikatur ist etwas Wahres, aber vieles stimmt auch nicht. Es ist richtig, daß Männer eher an koronaren Herzleiden sterben als Frauen, obwohl die Frauen nach der Menopause aufzuholen beginnen. Das mittlere Lebensalter ist jedoch nicht besonders gefährdet, da das Risiko mit dem Alter zunimmt. Streß bei der Arbeit ist ein Faktor. Aber da es unterschiedliche Dinge sind, die verschiedenartigen Menschentypen zu ungleichen Zeiten Streß verursachen, kann man schwierig allgemeine Schlüsse ziehen, was es zu vermeiden gilt oder wer am meisten gefährdet ist. Herzleiden betreffen eher Menschen, die eintönige, langweilige Tätigkeiten verrichten, als dynamische Manager, was den Gedanken nahelegt, daß zuviel Routine anstrengender ist als zuwenig. Übergewicht und Bewegungsmangel tragen das ihre zum dem Problem bei, aber die meisten Ärzte stimmen darin überein, daß Rauchen und falsche Ernährung die beiden wichtigsten Faktoren sind. Wer viel gesättigte Fette aus rotem Fleisch, Käse und Sahne zu sich nimmt und dazu auch noch raucht, bekommt höchstwahrscheinlich eher Schwierigkeiten.

Die beste Chance, Herzleiden zu vermeiden, haben Sie, wenn Sie Ihren Lebensstil verändern, indem Sie mit dem Rauchen aufhören, regelmäßig Körperübungen machen und sich gesünder ernähren: mehr Gemüse, Obst, Fisch, Olivenöl, Teigwaren und weißes Fleisch; weniger Alkohol, tierische Fette, Kuchen und Schokolade. Wenn Sie übergewichtig sind, sollten Sie auch versuchen abzunehmen. Sie brauchen keine spleenige Diät einzuhalten oder zu hungern. Ersetzen Sie einfach das Fett und den Zucker durch frisches Obst und Gemüse und machen Sie ein paar

Körperübungen. Dies sollte Ihnen helfen, Ihr Gewicht langsam und ohne ungünstige Nebenwirkungen zu reduzieren.

Die Hilfe, die Sie vielleicht benötigen, um eine solche Veränderung in Ihrem Leben herbeizuführen, können die Blütenessenzen bieten. Zum Beispiel:

Gentian gegen die Entmutigung, der Sie anheimfallen könnten, wenn es einen Rückschlag gibt.

Chestnut Bud ist nützlich, wenn Sie immer wieder denselben Fehler begehen, zum Beispiel nach der Arbeit in eine verrauchte Kneipe zu gehen, obwohl Sie wissen, daß Sie sich schließlich immer eine Packung Zigaretten kaufen werden.

Centaury hilft, wenn es Ihnen schwer fällt, nein zu Leuten zu sagen, die Sie zu etwas verleiten wollen, das nicht gut für Sie ist.

Walnut schützt vor Gewohnheiten, die Sie daran hindern, eine erfolgreiche Veränderung vorzunehmen.

Rock Water, wenn Sie sich selbst verleugnen und dabei sind, ein Märtyrer Ihrer eigenen Gesundheit zu werden.

Wenn ihre Familienmitglieder in der Vergangenheit an Herzkrankheit gelitten haben, neigen manche dazu, die Schultern zu zucken und zu sagen, daß man nichts daran ändern kann, weil „es in der Familie liegt“. *Wild Rose* ist die Blütenessenz gegen diese Einstellung. In der Tat kann man das gehäufte Auftreten von Herzleiden in einer Familie oft darauf zurückführen, daß die Familienmitglieder bestimmte Ernährungs- und Lebensgewohnheiten gemeinsam haben. Es ist zum Beispiel viele Male bewiesen worden, daß die Kinder starker Raucher meist auch selbst rauchen, und da man in der Familie die Mahlzeiten zusammen einnimmt, liegt es nahe, daß die Eltern ihre Eßgewohnheiten an die Kinder weitergeben.

Wie das *Wild Rose*-Beispiel andeutet, kann die Persönlichkeit eines Menschen der Schlüssel zu wirksamer Vorbeugung sein. *Agrimony*-Menschen tendieren vielleicht dazu, ihre Sorgen zu verdrängen und zu versuchen, ihre Probleme im Alkohol zu ersäufen. Der Streß, den sie sich zumuten, und der Alkohol, den sie konsumieren, werden ihnen in keiner Weise gut tun. *Rock Water*- und *Vervain*-Menschen stürzen sich aus unterschiedlichen Gründen in Aktivitäten und versäumen, sich Ruhe und Entspannung zu gönnen, auch wenn der Arzt ihnen dazu rät. In diesen und anderen Fällen ist die Feststellung Ihrer Typ-Blütenessenz ein großer Schritt zur Vermeidung von gesundheitlichen Problemen allgemein und Herzkrankheiten insbesondere. Dennoch haben Sie nicht jedes Risiko eines Herzleidens ausgeschaltet, auch wenn es Ihnen gelingt, die erforderlichen Veränderungen in Ihrem Lebensstil vorzunehmen und negative Einstellungen auszuräumen. Es kann immer sein, daß Sie betroffen sind, daher ist es gut, etwas darüber zu wissen.

Der Herzinfarkt ist wahrscheinlich das bekannteste Herzleiden, aber Angina pectoris ist viel weiter verbreitet. Angina pectoris verursacht Schmerzen oder Beklemmungen in der Brust, im Kiefer oder in den Armen und tritt gewöhnlich auf, wenn man sich körperlich anstrengt, etwa bei Körperübungen, bei der Gartenarbeit oder beim Beischlaf. Es ist auch bekannt, daß starke Emotionen wie Wut einen Anfall hervorrufen können und daß übermäßige Aufregung ebenfalls ihren Tribut fordert. Der Anfall hört auf, wenn die auslösende Aktivität endet, und der Schmerz vergeht nach kurzer Zeit. Die Schwere eines Anfalls von Angina pectoris hängt davon ab, wie stark die Arterien beschädigt sind, aber in den meisten Fällen kann man dieses Leiden mit Medikamenten und einer entsprechenden Veränderung des Lebensstils sehr erfolgreich behandeln.

Herzinfarkte sind dramatischer und im allgemeinen sehr gefährlich. Ein Herzinfarkt wird durch die Bildung eines Blutgerinnsels verursacht, das die Arterie ganz oder teilweise blockiert. Der Patient fühlt einen starken Schmerz in der Brust und möglicherweise Atemnot und Übelkeit. Der Schmerz breitet sich über die Arme und den Kiefer aus und kann zwanzig Minuten oder länger andauern. Der Teil des Herzens, der von dieser Arterie versorgt wird, stirbt ab. Wenn der beschädigte Bereich klein ist, hat der Mensch einen leichten Herzinfarkt erlitten und wird höchstwahrscheinlich wieder vollständig genesen. Wenn ein ziemlich großer Bereich des Herzmuskels beschädigt worden ist, kann der Infarkt tödlich sein. Von den Patienten, die nach einem erlittenen Herzinfarkt ins Krankenhaus eingeliefert werden, sterben fünf bis zehn Prozent.

Auch ein verhältnismäßig leichter Herzinfarkt kann von großer Angst und sogar Panik begleitet sein, und zwar sowohl bei dem Betroffenen selbst, als auch bei den Menschen um ihn herum. *Rescue Remedy* hilft allen Beteiligten, Ruhe zu bewahren, während sie auf den Krankenwagen warten. *Rock Rose* gegen Panik ist in solchen Momenten die wichtigste Blütenessenz. Es ist normal, daß sich der genesende Patient nach dem Infarkt ob dieses dramatischen Anzeichens seiner Sterblichkeit deprimiert und verletzlich fühlt. In dieser Phase kann man *Gentian* verabreichen, um der Niedergeschlagenheit entgegenzuwirken. Schuldgefühl kann auch ein Problem sein, wenn das Opfer findet, daß er sich und seine Familie mit seinen Taten oder seiner Tatenlosigkeit in Schwierigkeiten gebracht hat. *Pine* ist die Blütenessenz, um aus dieser negativen Emotion Nutzen zu ziehen.

Es kann nicht oft genug betont werden, daß Herzleiden potentiell tödlich sind und daß jeder, der vermutet, davon betroffen zu sein, einen Arzt aufsuchen sollte. Es gibt verschiedene Behandlungsmöglichkeiten, angefangen von Medikamenten, die den Streß auf das Herz vermindern, das Blut flüssiger machen und den Fettgehalt des Blutes senken, bis hin zu einer Bypass-Operation, bei der beschädigte Abschnitte der Arterie ersetzt werden, und als letzten Ausweg die Herztransplantation. Die Bachblütenessenzen können begleitend eingesetzt werden, um den geistigen und emotionalen Effekten des Leidens sowie Angst und Depression entgegenzuwirken. Dies kann ein sehr wichtiger Teil der Behandlung sein.

Depression ist ein besonderes Problem für Menschen, die sich einer Operation unterziehen mußten, um einen Herzfehler zu korrigieren (oder auch nach jeder anderen Operation). Dies mag seltsam erscheinen, da man nach einer erfolgreich verlaufenen Operation glücklich sein sollte, und die meisten Menschen beschreiben ihre Depression in der Tat als unbegründet. *Mustard* ist die Blütenessenz gegen diese grundlose Schwermut, die normalerweise nur ein paar Tage lang anhält. Gegen unmotivierte, vage Zukunftsangst kann man *Aspen* verabreichen. In einigen Fällen können andere Blütenessenzen besser geeignet sein. Man würde zum Beispiel jede Angst, daß geliebte Menschen nicht ohne einen zurechtkommen, mit *Red Chestnut* behandeln, spezielle Ängste dagegen, wie die Befürchtung, körperliche Anstrengung könnte wieder Angina pectoris auslösen, mit *Mimulus*. Herzleiden werden oft (und fälschlicherweise) für überwiegend tödlich gehalten, und die Angst davor, was geschehen könnte, kann leicht den Streß erhöhen und so dazu beitragen, das gefürchtete Ergebnis herbeizuführen.

Krebs

Krebs ist eine abnormale Wucherung, die aus erkrankten Zellen besteht. Viele solcher Wucherungen sind gutartig und richten keinen großen Schaden an. Einige sind jedoch bösartig und können umgebende gesunde Zellen angreifen. Andere wuchern im Gehirn, wo bereits die einfache Tatsache ihres Vorhandenseins ein Problem verursacht. Außer dem physischen Schaden, den Krebs anrichtet, verursacht er auch ein psychisches Problem. Das Wort „Krebs" ist für die meisten Menschen höchst angstbesetzt.

Zunächst einige Fakten. Es stimmt nicht, daß Krebs stets oder fast immer tödlich ist. Wenn die Behandlung früh genug beginnt, sind die Heilungschancen meist sehr gut. Die Behandlung selbst kann Operation, Strahlentherapie, Chemotherapie oder eine Kombination von allen dreien beinhalten, je nachdem, an welcher Stelle sich der Krebs befindet und ob er bereits andere Teile des Körpers befallen hat oder nicht.

Bei Männern Anfang Zwanzig ist Hodenkrebs die häufigste Krebserkrankung, die zum Glück heilbar ist, wenn sie rechtzeitig erkannt wird. Aus diesem Grund sollten Sie lernen, wie man ab und zu eine einfache Selbstuntersuchung durchführt, so daß Sie einen Arzt konsultieren können, sobald Sie etwas Ungewöhnliches bemerken. Hier eine schrittweise Anleitung:

1. Halten Sie die rechte Hand unter den rechten Hoden.
2. Gleiten Sie sanft mit dem Daumen herum, bis er auf dem eiförmigen Ball im Hodensack ruht (der rechte Hoden).
3. Bewegen Sie den Hoden vorwärts und rückwärts und rollen Sie ihn von Seite zu Seite. Er sollte sich fest und glatt anfühlen, mit einer knubbeligen Verlängerung oben (der Nebenhoden).

4. Wiederholen Sie den Vorgang mit der linken Hand für den anderen Hoden.

Zuerst werden Sie sich irgendwie seltsam fühlen, während Sie dies tun, und nicht so genau wissen, wonach Sie suchen, aber nach ein paar Malen wissen Sie, was da normalerweise ist, und können feststellen, ob irgend etwas abnormal ist.

Wenn Sie einen unerwarteten Knoten an den Hoden bemerken, geraten Sie nicht in Panik, denn die überwiegende Mehrzahl hat nichts mit Krebs zu tun. Dennoch sollten Sie zu Ihrem Arzt gehen, um seine Meinung einzuholen. Sie können auch irgendwo im Hodensack auf eine unerwartete Schwellung stoßen, und auch damit sollten Sie zum Arzt gehen. Sie haben vielleicht den Anfang eines Bruchs, eine Zyste oder irgendein anderes behandlungsbedürftiges Leiden gefunden.

Krebs der Prostata ist ebenfalls ausschließlich ein männliches Problem und wird später in diesem Kapitel behandelt. Männer, die im Freien arbeiten, haben ihr eigenes besonderes Krebsrisiko: Hautkrebs. Dieser hat sich kürzlich in seiner gefährlichsten Form, dem bösartigen Melanom verbreitet, vielleicht weil infolge der Schädigung der Ozonschicht mehr schädliche UV-Strahlen die Oberfläche des Planeten erreichen. Es ist also mehr als sinnvoll, den Rat eines jeden Arztes zu befolgen und sich in der Hitze zu bedecken, Sonnenschutzcreme anzuwenden und sich nicht der prallen Sonne auszusetzen. Viele Männer scheinen jedoch immer noch zu glauben, daß sie gegen die Wirkung von Sonnenstrahlen immun sind. Es bedarf einer besonderen Art von Mut, Sonnenschutzcreme aufzutragen, wenn Ihre Freunde in der Sonne sitzen und sich „wie Männer“ braten lassen. *Walnut* ist die Blütenessenz, die hilft, etwas zu tun, obwohl alle anderen es nicht tun.

Es gibt weitere Krebsarten, die mit vermeidbaren Risiken in Verbindung stehen. Rauchen ist als Hauptursache für Lungenkrebs wohlbekannt, und seit sich Frauen in größerer Anzahl zu den zweifelhaften Freuden des Tabaks hingezogen fühlen, ist ihr Risiko, an Lungenkrebs zu erkranken, ähnlich hoch wie das der Männer. Es ist vielleicht weniger bekannt, daß Krebs des Rachens, der Lippen und der Zunge auch auf Tabak zurückgeführt werden kann. Daher ist es keine Lösung, eine Form von Tabak gegen eine andere auszutauschen. Nachdem Kautabak vor einigen Jahren sehr beliebt war, suchten deutlich mehr Patienten mit Mundkrebs die Kliniken auf.

Es kann natürlich keine Rede davon sein, daß die Bachblütenessenzen den Krebs auf der physischen Ebene bekämpfen. Sie können jedoch auf zwei wichtige Weisen helfen. Erstens behandeln sie die negativen Aspekte der Persönlichkeit und andere langfristige Unausgeglichenheiten, welche die Krankheit vielleicht mitverursacht haben. Wenn dies geschehen ist, kann der natürliche Heilmechanismus des Körpers wieder ins Spiel kommen, und der Patient vermag sich buchstäblich selbst zu heilen. Der Hauptschlüssel dafür ist die Typ-Blütenessenz des betreffenden Menschen. Zweitens können die Bachblütenessenzen helfen, mit den negativen Emotionen fertigzuwerden, welche die Diagnose von Krebs hervorruft. Dies macht es dem Patienten leichter, seine Energien auf Gesundheit zu konzentrieren, und hilft damit dem Körper, die Krankheit wirksamer zu bekämpfen. Zu den Blütenessenzen, die dieses Ziel erreichen helfen, gehören:

Rock Rose bei panischem Schrecken.

Star of Bethlehem bei Schock, wenn Sie die Diagnose erfahren, und noch lange nachher, wenn es Ihnen nicht gelingt, sich damit abzufinden.

Honeysuckle gegen das nutzlose Bedauern vergangener Handlungen, die zu dem gegenwärtigen Problem beigetragen haben könnten.

Oak für den starken Mann, der sich auf der Suche nach Heilung schonungslos bis über die Grenzen seiner Kraft hinaus verausgabt.

Olive bei physischer Müdigkeit nach einer langen Behandlung, nach einer Operation oder in der Genesungsphase.

Willow bei Groll und Selbstmitleid.

Wild Rose bei Apathie, die Sie daran hindern könnte, positive Schritte zur Gesundung zu unternehmen.

Gorse bei Verzweiflung und Hoffnungslosigkeit, die jede weitere Behandlung nutzlos erscheinen lassen.

Sweet Chestnut bei völliger Verzweiflung, nachdem alle möglichen Kuren fehlgeschlagen sind.

Es sei noch einmal betont, daß bei Krebs eine frühe Diagnose oft der Schlüssel zu einer erfolgreichen Behandlung ist. Wenn Sie denken, Sie könnten in Gefahr sein, sollten Sie unverzüglich Ihren Arzt aufsuchen, um sich gründlich untersuchen zu lassen.

Legasthenie

Verglichen mit Mädchen sind Jungen notorische Langsamstarter, wenn es darum geht, Lesen und Schreiben zu lernen. Sie werden auch bis zu sechsmal mehr als ihre Schwestern als legasthenisch diagnostiziert, was bedeutet, daß sie Schwierigkeiten mit dem Lesen haben, obwohl sie normale Intelligenz besitzen und wie üblich unterrichtet werden.

Legasthenie ist ein Sammelbegriff, der viele Probleme einbezieht. In den meisten Fällen handelt es sich um die Schwierigkeit, Worte – gesprochen oder geschrieben – in kleine Lauteinheiten, in Fachkreisen als Phoneme bekannt, aufzuspalten. Man schätzt, daß Legasthenie etwa ein bis zehn Prozent der Bevölkerung betrifft. Wenn diese Zahlen überraschend erscheinen, so spiegelt das nur die Tatsache wider, daß selbst heutzutage viele Legastheniker ihre Ausbildung abschließen können, ohne daß das jemals Problem richtig diagnostiziert worden ist. Manchmal liegt Legasthenie in der Familie; daher ist sie, wenigstens zum Teil, ein angeborenes Leiden. Man nimmt an, daß die Ursache des Problems im Gehirn liegt, das sich aus einem unbekannten Grund ohne die normale Sprachfähigkeit entwickelt hat. Es gibt aber auch andere Studien, die auf den möglichen Einfluß von Umweltfaktoren hinweisen.

Es gibt keine einzelne, bestimmbare Ursache für Legasthenie und demnach auch keine erfolgreiche Behandlung, die man in jedem Fall geben kann. Normalerweise bekommen Menschen, die als legasthenisch diagnostiziert worden sind, zusätzliche Hilfe der einen oder anderen Art.

Spezielle Bücher können zur Verfügung gestellt werden, die dazu bestimmt sind, das legasthenische Kind behutsam ins Lesen einzuführen. Bilder und Diagramme können als Hilfe verwendet werden, um sein Verständnis des Gelesenen zu erhöhen. Vor allem ist die interessierte und engagierte Beteiligung der Erwachsenen wesentlich. Wenn die vorhanden ist, besteht eine gute Chance, beachtlichen Fortschritt zu erzielen, und die vielen berühmten Menschen, die sich mit Leseschwierigkeiten auseinandersetzen mußten, sind ein Beweis, daß dies kein Hindernis für ein erfolgreiches Leben sein muß. Legasthenische Menschen sind oft von überdurchschnittlicher Intelligenz und können besondere Befähigungen auf anderen Gebieten haben, wie um diesen Nachteil auszugleichen.

Die Bachblütenessenzen können Menschen helfen, die ihre Legathenie zu überwinden versuchen. Zu den speziellen Blütenessenzen, die nützlich sein können, wenn negative Gefühle auftauchen, gehören:

Gentian gegen Entmutigung.

Willow gegen Selbstmitleid und Groll.

Holly gegen Haß oder Neid auf einen Schulfreund oder Geschwister, die keine Probleme haben.

Impatiens gegen die Frustration, die sich einstellt, wenn Fortschritte zu lange auf sich warten lassen.

Larch gegen Mangel an Selbstvertrauen.

Wild Rose gegen Resignation und Kapitulation vor den Umständen.

Oak für diejenigen, welche es beharrlich immer wieder versuchen und sich daher gelegentlich dem Zusammenbruch nahe fühlen.

Den Eltern eines legasthenischen Kindes könnte *Red Chestnut* helfen, wenn ihre Angst um die Zukunft des Kindes übertrieben ist, so daß sie damit mehr Schaden anrichten, als Gutes zu tun. *Honeysuckle* könnte Eltern nützen, die um versäumte Chancen trauern, statt neue Gelegenheiten für sich und das Kind in der Gegenwart zu schaffen.

Magengeschwüre

Zu Magengeschwüren kommt es, wenn der Schleim fehlt, der die Magenschleimhaut schützt, und die Magensäure und das Enzym Pepsin die Magenschleimhaut direkt angreifen. Dies wird eher geschehen, wenn der Mageninhalt saurer ist als normal, und da sowohl Koffein als auch Nikotin die Säureproduktion anregen, sind Menschen mit einem Magengeschwürrisiko gut beraten, beides zu vermeiden. Emotionen wie Ärger und Gereiztheit kann man ebenso wie Streß mit der Bildung von Magengeschwüren in Verbindung bringen. Aspirin ist ebenfalls ein Problem, weil es den schützenden Schleim verringert.

Das Hauptsymptom eines Magengeschwürs ist ein starker brennender Schmerz im Bauch, der vergeht, wenn Sie etwas essen. Männer leiden zweimal mehr als Frauen an Magengeschwüren, und das Risiko steigt mit zunehmendem Alter. Es gibt einige Hinweise für eine erbliche Verbindung, aber sie sind wenig stichhaltig.

Wenn die Behandlung früh genug erfolgt, gibt es keinen Grund, Magengeschwüre zu fürchten. Gefahr droht nur, wenn sie sich auf einem verletzlichen Teil des Körpers ausbreiten. Wenn ein Geschwür sich zum Beispiel in eine Arterie ausbreitet, kann es eine schwere innere Blutung geben. Wenn sich das Geschwür in dem als Perforation bekannten Prozeß durch die Magenwand frißt, verursacht es eine potentiell tödliche Bauchfellentzündung. Und wenn es sich auf die Bauchspeicheldrüse ausbreitet, verursacht es die ebenso gefährliche Bauchspeicheldrüsenentzündung.

Die übliche Behandlung eines Magengeschwürs besteht in der Verordnung von säurebindenden Mitteln, Chemikalien, die die Magensäure neutralisieren und dem Geschwür damit die Möglichkeit zum Abheilen geben. Außerdem rät man den Patienten, scharfes Essen, Koffein und Nikotin zu vermeiden, mehr Ballaststoffe zu essen und häufig kleine Mahlzeiten einzunehmen. Ein weiteres Element der Behandlung besteht darin, besser mit Emotionen und Streß umgehen zu lernen, und dabei können die Bachblütenessenzen besonders hilfreich sein. Die folgenden Blütenessenzen können entsprechend der Bedürfnisse und Charakterzüge des zu behandelnden Menschen in Betracht gezogen werden:

Holly gegen Haß und durch ihn erzeugte schlechte Laune.

Impatiens bei Ärger und Frustration infolge von Ungeduld.

Beech bei Verärgerung infolge von Intoleranz anderen gegenüber.

Rock Water bei Selbstunterdrückung und Perfektionszwang.

Mimulus gegen Nervosität und Angst vor bekannten Dingen.

Agrimony bei nicht zum Ausdruck gebrachter geistiger Qual.

Cherry Plum gegen Hysterie und Verlust der Beherrschung.

Vine gegen das Bedürfnis, andere zu dominieren und zu beherrschen.

Pine gegen Schuldgefühl und Selbstanklage.

Vervain bei Spannungen, verursacht durch extreme geistige Anstrengung.

White Chestnut gegen unablässige Sorge.

Water Violet gegen Einsamkeit und die Unfähigkeit, im Kontakt mit anderen aus sich herauszugehen.

Willow gegen nagenden Groll und Bitterkeit.

Magengeschwüre findet man gewöhnlich in dem als Zwölffingerdarm bekannten Teil des Magens. Wenn das Geschwür weiter oben im Magen liegt, besteht die Möglichkeit, daß ein ernsteres Leiden wie Magenkrebs damit verbunden ist. Deshalb und wegen der Gefahren, die mit allen unbehandelten Magengeschwüren einhergehen, sollten Sie stets einen Arzt aufsuchen, wenn Sie denken, daß Sie ein Magengeschwür haben könnten.

Muskeldystrophie

Dies ist eine durch ein fehlerhaftes Gen verursachte Krankheit, bei der allmählicher Muskelschwund zu einem Kraftverlust führt und schließlich zur Einbuße der

Gehfähigkeit, so daß die Patienten letzten Endes an den Rollstuhl gefesselt sind.

Es gibt verschiedene Formen der Krankheit, die Männer und Frauen gleicherweise befallen, aber eine Form beschränkt sich fast ausschließlich auf Männer. Die Duchennesche Muskelatrophie, nach einem französischen Neurologen des 19. Jahrhunderts benannt, der sie als erster beschrieb, stellt die schwerste Form dieser Krankheit dar. Sie beginnt gewöhnlich in der frühen Kindheit und beeinträchtigt zuerst die Muskeln von Becken und Rumpf. Dies führt früh zu einer Deformation des Rückgrats und zu Gehschwierigkeiten. Bis zum Erwachsenenalter können alle Muskeln betroffen sein, und die Krankheit führt meist zum Tod durch Versagen der Atmungsorgane oder des Herzens. Menschen, die an anderen Formen dieser Krankheit leiden, können jedoch ein fortgeschrittenes Alter erreichen, weil der Krankheitsverlauf viel langsamer ist. Es gibt kein bestimmtes Mittel gegen irgendeine Form von Muskeldsystrophie, und die orthodoxe Behandlung beschränkt sich weitgehend auf Physiotherapie.

Da dies eine ernste Krankheit ist, wäre es töricht und falsch, Hoffnung auf eine Wunderkur zu wecken. Dennoch besteht wenig Zweifel daran, daß der geistige und emotionale Zustand eines Menschen eine Wirkung auf den Fortschritt jeder Krankheit hat. Selbst wenn es keine Hoffnung auf Heilung gibt, kann Leidenden geholfen werden, Frieden in sich zu finden und Freude und Hoffnung aus ihrem Leben zu ziehen. Die folgenden Blütenessenzen sind die ersten, die hier in Betracht zu ziehen sind:

Gorse gegen Hoffnungslosigkeit und Verzweiflung bei der Vorstellung, daß nichts weiteres getan werden kann.

Hornbeam gegen geistige Müdigkeit und Antriebslosigkeit.

Mimulus gegen die Angst vor der Krankheit und ihren Folgen.

Red Chestnut für die altruistische Angst, was die Krankheit für geliebte Menschen bedeuten könnte.

Oak für den positiven Menschen, der alles versuchen wird, um wohlauf zu sein, sich aber gelegentlich müde fühlt.

Sweet Chestnut gegen die äußerste geistige Qual, die man erfährt, wenn es kein Licht und keine Hoffnung mehr zu geben scheint.

Wild Rose gegen apathische Resignation vor der Krankheit.

Crab Apple gegen die Abscheu vor dem eigenen körperlichen Zustand.

Prostataleiden

Die Prostata ist eine Drüse, die gebraucht wird, um Samen zu erzeugen. Sie umhüllt die Röhre, die von der Blase zum Penis führt. Wenn Männer älter werden, kann sich die Prostata vergrößern, und wenn das geschieht, verschließt sich die Harnröhre allmählich. Das führt zu den bekannten Symptomen von Prostataleiden: verminderter Harnfluß, die Unfähigkeit, die Blase ganz zu entleeren, und sehr häufiges Wasserlassen – achtmal oder mehr am Tag oder ein paarmal in der Nacht. Weitere Symptome können Inkontinenz, Schmerzen beim Wasserlassen und Harnverhalten sein. All diese Symptome können natürlich auch von einer Reihe anderer Leiden verursacht werden, einige davon ernsthafter Art. Daher sollten Sie, wenn die Symptome auftreten, selbstverständlich einen Arzt konsultieren.

Das Risiko der Prostatavergrößerung erhöht sich mit zunehmendem Alter. Mit 35 Jahren ist nur bei zwei Prozent der Männer die Prostata genug vergrößert, um Symptome zu verursachen; mit 75 Jahren liegt die Zahl eher bei zwanzig Prozent. Meistens ist die Vergrößerung gutartig, das heißt, an sich nicht gefährlich. Aber manchmal kann sie bösartig sein, das bedeutet krebsartig, und muß behandelt werden. Dies ist ein weiterer guter Grund, warum Sie den Arzt sofort aufsuchen sollten, wenn Sie vermuten, Sie könnten eine vergrößerte Prostata haben. Es ist jedoch wichtig zu betonen, daß zwischen gutartiger Prostatavergrößerung und Krebs keine Verbindung besteht. Sie werden keinen Krebs entwickeln, weil Sie eine vergrößerte Prostata haben.

Wenn Ihr Arzt feststellt, daß Sie an einer vergrößerten Prostata leiden, gibt es eine Reihe von möglichen nächsten Schritten. Der Arzt entscheidet vielleicht, nicht einzugreifen, sondern die Situation zu beobachten. Wenn das Problem Ihre Lebensqualität nicht beeinträchtigt, kann dies die beste Taktik sein, da sie unnötige Behandlung vermeidet. Es besteht kein Grund zu der Annahme, daß sich die Symptome verschlimmern werden, weil das Ausmaß des Verschlusses konstant bleiben kann, selbst wenn die Drüse weiterhin anschwillt. In einigen Fällen können Medikamente verabreicht werden, um den Verschluß zu vermindern. Wenn das Problem ernst ist, rät der Arzt vielleicht zu einer Operation, in der die vergrößerte Drüse entfernt wird.

Die Bachblütenessenzen können Ihr Prostataleiden natürlich nicht heilen, da sie nicht auf der physischen Ebene wirken. Sie können Ihnen jedoch helfen, mit den geistigen und emotionalen Zuständen umzugehen, die das Problem begleiten, und Ihre Situation positiver zu sehen. Indem Sie zu einer ausgeglichenen Gemütsverfassung finden und die Dinge gelassener betrachten, könnte es gut möglich sein, daß sich die eher lästigen Symptome der Prostatavergrößerung selbst vermindern. Die Lösung besteht immer darin, Ihre individuelle Persönlichkeit und Ihren emotionalen Zustand zu betrachten. Zum Beispiel:

Wenn Sie sich wegen Ihres Leidens bedrückt fühlen, wählen Sie *Gentian*.

Wenn Sie sehr pessimistisch sind und davon überzeugt, daß nichts zu helfen vermag, wählen Sie *Gorse*.

Wenn Sie sich frustriert und irritiert fühlen, weil Sie ständig zur Toilette gehen müssen, wählen Sie *Impatiens*.

Wenn Sie sich selbst bedauern und vielleicht Bitterkeit empfinden, weil Sie dieses Problem haben und andere nicht, wählen Sie *Willow*.

Wenn Sie Angst haben, daß alle bemerken, wie häufig Sie zur Toilette gehen, und dies Sie scheu und befangen macht, wählen Sie *Mimulus*.

Wenn Sie ärgerlich sind über Ihren Verlust von Selbstbeherrschung und sie unbedingt wiedererlangen wollen, wählen Sie *Rock Water*.

Wenn Sie Widerwillen gegen das empfinden, was Ihrem Körper geschieht, wählen Sie *Crab Apple*.

Rauchen

Was es über das Rauchen zu sagen gibt, ist schnell gesagt: Lassen Sie es! Anders als bei Alkohol gibt es so etwas wie ein vernünftiges Maß des Rauchens nicht. Auch eine einzige Zigarette am Tag kann Lungenkrebs verursachen, und jeder Ersatz für Zigaretten, der geraucht oder gekaut wird, ist ebenso schädlich und verursacht Lippen- und Rachenkrebs und Erkrankungen der Atemwege. Die Gefahren des Rauchens betreffen auch andere Menschen. Kinder von Rauchern nehmen nicht nur eher dieselbe Gewohnheit an, sondern leiden auch mit größerer Wahrscheinlichkeit an Ohren-, Nasen- und Halsinfektionen und an Bronchitis. Einige Studien haben gezeigt, daß sogar das Wachstum und die Intelligenz dieser Kinder beeinträchtigt sind. Menschen, die gezwungen sind, den Rauch anderer Leute einzuatmen, entwickeln doppelt so oft wie andere Lungenkrebs, und das Risiko von Herzkrankheit verdoppelt sich ebenfalls.

Die meisten Raucher sind sich dieser Tatsachen sehr wohl bewußt. Jede durchgeführte Studie zeigt, daß die überwiegende Mehrzahl der Raucher sich den Millionen anschließen möchte, die das Rauchen bereits aufgegeben haben. Wenn sie dies nicht tun, so deshalb, weil es sehr schwer ist, das Rauchen aufzugeben.

Als ich 1991 aufhörte zu rauchen, betrug mein täglicher Konsum etwa dreißig Zigaretten. Ich hatte über ein Jahr lang versucht aufzuhören, und ich bin überzeugt, daß ich es schließlich nur fertigbrachte, weil ich meinen eigenen Mangel an Willenskraft so satt hatte. Monatelang ertappte ich mich immer wieder, wie ich an meine Raucherzeit zurückdachte und mir vorstellte, wie schön sie gewesen war. *Honeysuckle* wäre die Blütenessenz gewesen, um dieser Tendenz zur Nostalgie entgegenzuwirken. *White Chestnut* hätte geholfen, die unerwünschten, sich dauernd wiederholenden Gedanken zu beruhigen. Um mich davon abzuhalten, zum Tabakladen zu stürzen, stellte ich mir vor, gerade eine Zigarette geraucht zu haben und wie deprimiert ich mich jetzt fühlen würde, weil ich schon wieder geraucht hatte. Wenn das nicht funktionierte, dachte ich daran, was der Rauch meinen Lungen antut, und stellte mir einen abgebrochenen Fingernagel vor, der weiches Gewebe fortkratzt, und reiner Widerwille hielt mich davon ab, zum Tabak zurückzukehren.

Dies sind die Techniken, die für mich funktioniert haben. Sie müssen Ihren eigenen Weg finden. Manchen Menschen fällt es leichter, wenn sie gleichzeitig mit einem Freund Schluß machen. Andere fangen mit Laufen, Schwimmen oder Aerobic an. Noch andere meiden ein paar Wochen lang jede Gesellschaft und verbringen ganze Abende allein zu Hause. Einige werfen all ihre Zigaretten,

Aschenbecher und Streichhölzer weg, während andere eine ungeöffnete Schachtel Zigaretten voll im Blickfeld liegenlassen, als ständige Erinnerung daran, was sie erreicht haben. Was immer für Sie funktioniert, ist richtig.

Wenn Sie feststellen, daß Sie ohne Tabak reizbar und ungeduldig werden, können Ihnen einige Entspannungstechniken nützen, wie tiefes Atmen und Muskelentspannung. Auch *Impatiens*, die Blütenessenz gegen gereizte Gefühle, lohnt sich zu versuchen.

Die Raucher, die einen Versuch nach dem anderen machen, mit dem Rauchen aufzuhören, nur um wieder in ihre alte Gewohnheit zu verfallen, könnten von *Chestnut Bud* profitieren. Dies ist die Blütenessenz für Menschen, die Fehler wiederholen und es versäumen, aus der Erfahrung zu lernen. Gegen das vage Gefühl von Spannung und Nervosität, das manche neuerliche Nichtraucher empfinden, könnte *Aspen* helfen, während das Gefühl, sich ohne Nikotin nicht in der Gewalt zu haben, *Cherry Plum* erfordert.

Wenn Sie versuchen, das Rauchen aufzugeben, ist es sehr wichtig, daß sie nicht schwach werden und um alter Zeiten willen auch nur eine weitere Zigarette rauchen. Sobald Sie das tun, kehrt das Verlangen nach Tabak wieder, und es ist nur allzu leicht, sich zu sagen: „Nun, diesmal hat es nicht geklappt, ich kann es ja nächsten Monat nochmal versuchen." Versuchen Sie, auf Anhieb Nichtraucher zu werden, und sollten Sie dennoch wieder schwach werden, lassen Sie das Verlieren einer Schlacht nicht zum Verlieren des ganzen Krieges führen. *Gentian* ist die Blütenessenz, um einen Rückschlag zu überwinden, ohne den bereits gemachten Fortschritt zu verderben. *Centaury* stärkt die Fähigkeit, nein zu sagen. *Crab Apple* hilft gegen Widerwillen und Scham wegen Ihres Versagens, sich selbst gegenüber ehrlich zu sein, und *Pine* gegen nutzlose Schuldgefühle und Selbstvorwürfe.

Schließlich gibt es noch die Menschen, die davon überzeugt sind, das Rauchen niemals aufgeben zu können. Sie gebrauchen diesen Mangel an Selbstvertrauen als Ausrede, um nicht einmal einen Versuch zu machen. Für solche Menschen ist *Larch* die angezeigte Blütenessenz. *Wild Rose*-Typen sind den *Larch*-Menschen darin ähnlich, daß sie es nicht einmal versuchen. Sie hält jedoch Apathie von einer Veränderung ab. Die Blütenessenz wird verabreicht, um ihnen mehr Entschlossenheit zu geben, damit sie sehen können, daß eine Veränderung nicht nur möglich, sondern auch lohnend und sinnvoll ist.

Sodbrennen

Die korrekte medizinische Bezeichnung für Sodbrennen ist Kardialgie – und wie unbekannt dieser Name auch sein mag, die Symptome sind bekannt genug: ein brennendes Gefühl im Magen oder unter dem Brustbein, manchmal von einem sauren Geschmack im Hals begleitet. Sodbrennen wird von einer Schwäche im unteren Sphinkter verursacht, dem Muskel, der die Öffnung der Speiseröhre zum Magen kontrolliert. Gewöhnlich öffnet sich der untere Sphinkter nur sehr kurz, um Essen in den Magen zu lassen, aber in einigen Fällen schließt er nicht schnell genug, so daß Säure in die Speiseröhre zurückfließt. Dies verursacht das brennende Gefühl. Wenn Sie sich hinlegen, wird wahrscheinlich noch mehr Säure zurückfließen. Dies erklärt, warum sich ein Anfall gewöhnlich bemerkbar macht, wenn man ins Bett geht.

Es gibt eine ganze Anzahl von Faktoren, die bewirken können, daß der Sphinkter nicht mehr gut funktioniert. Einer davon ist Streß. Alkohol, Tee und Kaffee sind weitere, ebenso Rauchen und Überessen. Normalerweise halten die Symptome nicht lange an, und es besteht keine Notwendigkeit, sich in ärztliche Behandlung zu begeben.

Meist genügt es, etwas Wasser zu trinken oder ein säurebindendes Medikament zu nehmen. In einigen Fällen kann das Problem ernster sein oder so häufig auftreten, daß es die tägliche Routine des Betroffenen stört. Dies kann ärztliche Behandlung erfordern, die normalerweise höhere Dosen säurebindender Mittel einschließt. Je nach der Krankengeschichte des Menschen, seinem Alter und Lebensstil können weitere Untersuchungen vorgenommen werden, um Herzleiden und Magengeschwüre auszuschließen, die beide ähnliche Symptome verursachen können. Daher sollte jeder, der an mehr als leichten Symptomen leidet, ärztlichen Rat einholen.

Im allgemeinen genügen ein paar einfache Veränderungen im Lebensstil, um zu verhindern, daß Sodbrennen zum Problem wird.

Versuchen Sie, Streß zu vermeiden, oder lernen Sie, besser damit umzugehen.
Meiden Sie Alkohol und koffeinhaltige Getränke.
Schränken Sie das Rauchen ein.
Essen Sie drei Stunden vor dem Schlafengehen nichts mehr.

Wenn Streß der Verursacher von Sodbrennen ist, gibt es eine Reihe von Bachblütenessenzen, die helfen könnten. Für Menschen, die sich selbst unter Druck setzen, weil sie immer zu sehr in Eile sind, ist *Impatiens* die zu wählende Blütenessenz. *Impatiens*-Menschen essen höchstwahrscheinlich auch zu schnell, was ebenfalls zu Sodbrennen und Magenverstimmung führen kann. Wenn Überarbeitung zu Streß führt, ist *Oak* die richtige Blütenessenz. *Elm* ist angezeigt, wenn man sich vor lauter Verantwortungsgefühl für andere in Schwierigkeiten bringt, und *Vervain* ist für den lebhaften Enthusiasten, der nicht gut abschalten kann.

Wenn es Ihnen schwer fällt, Ihren Konsum an Tee, Kaffee, Alkohol oder Zigaretten einzuschränken, sollten Sie weitere Blütenessenzen in Betracht ziehen. Wenn irgendeiner dieser Schritte eine größere Veränderung in Ihrem Lebensstil darstellt, könnte *Walnut* eine Hilfe sein. *Chestnut Bud* ist für Menschen, die dieselben unbedachten Handlungen immer wieder begehen, und kann auch eine gute Wahl sein. Wenn Sie feststellen, daß Sie gereizt und ungeduldig werden, können Sie *Impatiens* oder *Beech* versuchen, je nachdem, ob Ihre Gefühle mehr durch einen Mangel an Geduld oder durch Intoleranz dem Verhalten anderer gegenüber verursacht werden.

Sportverletzungen

Sie können sich auf den Standpunkt stellen, daß es ein gutes Zeichen ist, wenn man sich eine Sportverletzung zuzieht, weil es zumindest beweist, daß man überhaupt Sport treibt. Sportverletzungen wären jedoch verhältnismäßig selten, wenn nur mehr Menschen ein wenig mehr gesunden Menschenverstand bei ihren Aktivitäten walten lassen würden.

Im Rahmen dieses Buches ist es nicht möglich, die vielen unterschiedlichen Verletzungen zu beschreiben, zu denen die Ausübung einer Sportart führen kann. Ganz allgemein gesprochen kommen sie entweder als Unfallfolge oder durch übermäßigen Einsatz (weil Sie mehr tun, als Ihr Körper schaffen kann). Bei den meisten kleinen Verletzungen sind erste Hilfe und Ruhe alles, was erforderlich ist. Außerdem kann man *Rescue Remedy* nehmen, um mit den Auswirkungen von Schock, Schmerz, Schwäche oder Angst fertigzuwerden. Vier Tropfen in etwas Wasser ist die empfohlene Dosis, aber die Tropfen können notfalls auch direkt aus dem Fläschchen auf die Zunge gegeben werden. Wenn jedoch die Möglichkeit besteht, daß ein ernsterer

Schaden entstanden ist, etwa ein Knochenbruch, ein Spannungsriß, ein Bänderschaden oder irgendeine Verletzung an Kopf, Hals oder Rückgrat, sollte stets ärztliche Behandlung in Anspruch genommen werden.

Wenn Sie bei Ihrem Arzt gewesen sind und er Sie zusammengeflickt hat, wird er Ihnen beinahe sicher raten, sich eine Weile zu schonen, statt sofort wieder zu Ihrem Lieblingssport zurückzukehren. Dies ist zwar ein guter Rat, aber nicht immer leicht zu beherzigen, besonders wenn Sport ein wichtiger Teil Ihres Lebens ist. Es kann jedoch nicht genug betont werden, daß es sehr gefährlich ist, zu früh wieder anzufangen, denn dies kann zu einem erneuten Auftreten der Verletzung führen, oft in einer schweren Form.

Dasselbe trifft zu, wenn eine Krankheit eine längere Zeit der Untätigkeit erfordert. Wenn Sie sich zum Beispiel zu einem Lauf aufmachen, während Sie sich noch von einer Grippe erholen (oder wenn Sie gerade ihren Ausbruch erleben), kann das zu einer ernsteren Krankheit wie Myokarditis (Herzmuskelentzündung) führen. Wenn Sie sich keinen Dauerschaden zufügen wollen, ist Geduld eine notwendige Eigenschaft. Andererseits kann es nach einer langen Pause schwierig sein, genug Enthusiasmus aufzubringen, um das Training wiederaufzunehmen. Beides sind geistige und emotionale Probleme, bei denen die Blütenessenzen helfen können. Zum Beispiel:

Impatiens kann jedem ungeduldigen Wunsch entgegenwirken, Ihre alten Aktivitäten zu schnell wiederaufzunehmen.

Hornbeam kann helfen, Ihre geistige Energie wiederherzustellen, wenn eine langsame Genesung Sie ermüdet hat und Sie Mühe haben, wieder in Gang zu kommen.

Cerato kann Ihnen helfen, Ihrer eigenen Beurteilung zu vertrauen, so daß Sie selbst wissen, wann Sie das Training wiederaufnehmen können, statt Freunde und Bekannte um Rat zu bitten.

Centaury wäre die zu wählende Blütenessenz, wenn Ihre Teammitglieder Sie drängen, zu früh zum Training zurückzukehren, und es Ihnen schwer fällt, nein zu sagen.

Gentian kann helfen, den Rückschlag der Verletzung zu überwinden, so daß Sie mit einer positiven Haltung wieder fit und gesund werden.

Mimulus kann helfen, wenn Sie Ihren Sport wiederaufnehmen wollen, aber Angst haben, die Verletzung könnte sich wiederholen.

Scleranthus kann helfen, wenn Sie unsicher sind, ob Sie zum Sport zurückkehren sollen oder nicht.

Walnut kann Ihnen helfen, den notwendigen Schritt zu tun, wenn es infolge von Verletzung oder Alter wirklich Zeit ist, mit dem Sport aufzuhören, und Gewohnheit oder unerwünschte Einflüsse Sie vor der Veränderung zurückschrecken lassen.

Übergewicht

Wenn eine Frau Übergewicht hat, sieht man das meist am Po und an den Oberschenkeln. Männer entwickeln gewöhnlich einen Wanst um ihre Mitte herum. Vom ästhetischen Gesichtspunkt aus nimmt sich beides nicht viel. Aber vom Gesichtspunkt der Gesundheit aus betrachtet sind Männer schlechter dran, weil es eine definitive Verbindung zwischen einem Wanst und Herzleiden gibt, während ein dickes Hinterteil kein bedeutendes Gesundheitsrisiko mit sich bringt. Übergewicht macht Sie auch für eine ganze Reihe anderer Erkrankungen anfällig, von Gallensteinen und Krampfadern bis hin zu Arthritis und Schlaganfall.

Am leichtesten können Sie wahrscheinlich feststellen, ob Sie Übergewicht haben, wenn Sie sich unmittelbar oberhalb des Nabels kneifen und sehen, ob Sie zwei Zentimeter Fett zu fassen kriegen. Wenn Sie annehmen, eventuell übergewichtig zu sein, können Sie überlegen, wie Sie darauf reagieren sollten.

Eins sollten Sie nicht tun: in Panik geraten. Eine drastische Schlankheitskur ist kontraproduktiv, weil der Körper dabei schnell in den Hungermodus geht, rationeller arbeitet und weniger Energie verbrennt als zuvor. Sie verlieren vielleicht zunächst Gewicht, aber sobald Sie versuchen, zu einer normalen Ernährung zurückzukehren, werden Sie schneller als jemals zuvor zunehmen, weil Ihr Körper Fett speichert, statt es zu verbrennen.

Nehmen Sie sich vor, eine sehr kleine Menge an Gewicht zu verlieren, und zwar sehr langsam. Statt eine Diät nach dem Motto „alles oder nichts" einzuhalten, sollten Sie versuchen, sehr kleine aber dauernde Veränderungen in Ihrer Ernährung vorzunehmen, indem Sie Schokolade durch Obst ersetzen, Gebratenes durch Gegrilltes und so weiter. Versuchen Sie gleichzeitig, mehr Körperübungen zu machen. Und schränken Sie Ihren Alkoholkonsum ein. Alkohol mästet nicht nur an sich, sondern verlangsamt auch die Rate Ihrer Energieverbrennung und kann dazu beitragen, Ihre Entschlossenheit in kritischen Zeiten zu schwächen.

Sie sollten sich auch Ihres Gewichtes bewußt sein. Das heißt nicht, daß Sie sich jeden Morgen (oder jede Woche) wiegen müssen und keine Chips essen dürfen. Es bedeutet einfach, daß Sie merken sollten, ob Sie zunehmen, so daß Sie Ihre Ernährung entsprechend darauf einstellen können. Erfolgreiche Gewichtskontrolle sollte so glatt verlaufen wie gutes Autofahren. Eine kleine Drehung am Lenkrad und ein leichtes Berühren der Bremse ist alles, was erforderlich ist, solange Sie ein Hindernis früh genug sehen. Blütenessenzen, die dabei helfen könnten, sind:

Scleranthus, wenn Sie Zeit mit der Überlegung vergeuden, ob Sie eine Diät anfangen sollten oder nicht.

Cerato, wenn Sie jeden um seine Meinung zu Ihrem Gewicht fragen, ohne der einzigen Meinung zu trauen, auf die es wirklich ankommt: Ihrer.

Chestnut Bud, wenn Sie wiederholt versuchen, Diät zu halten, und immer wieder versagen, meist aus denselben vermeidbaren Gründen.

Gentian, wenn Sie einen Rückfall erleiden und geneigt sind, jetzt ganz das Handtuch zu werfen.

Impatiens, wenn Ihr Wunsch nach sofortigen Ergebnissen Sie zu Radikalkuren verleitet.

Schließlich können die Menschen, die sich bei Kummer oder Streß zum Trost dem Essen zuwenden, von den Bachblütenessenzen profitieren. Die zu wählenden Blütenessenzen hängen von der Art der betreffenden Gefühle ab. *White Chestnut, Mimulus, Elm, Impatiens* und *Rock Water* sind nur einige der Blütenessenzen, die geeignet sein können.

Verdauungsstörungen

Verdauungsstörungen ist eine Sammelbezeichnung für eine Reihe unangenehmer Empfindungen, die auf Essen und Trinken folgen. Dazu gehören Aufstoßen, Sodbrennen, Übelkeit, Bauchschmerzen, Blähungen und Erbrechen. Gewöhnlich verschwinden die Symptome schnell wieder, wenn sie jedoch lange anhalten oder häufig auftreten, kann dem eine Krankheit zugrunde liegen, die behandelt werden muß, etwa ein Magengeschwür oder eine Infektion. Aus diesem Grund sollte man bei schweren oder chronischen Verdauungsstörungen den Arzt konsultieren.

Bei einfachen Verdauungsstörungen ist es wichtig, sich an eine gesunde Ernährung zu halten und nicht zuviel

Alkohol, Tee oder Kaffee zu trinken. Rauchen ist keineswegs die Verdauungshilfe, für die man es einst hielt, sondern kann ebenfalls für Verdauungsstörungen sorgen. Auch emotionaler Kummer jeder Art kann vorübergehend eine Verdauungsstörung verursachen, und in diesen Fällen kann man die Bachblütenessenzen natürlich anwenden, um den verursachenden emotionalen Zustand zu bessern. Die hier zu wählenden Blütenessenzen sollten in Übereinstimmung mit den Gefühlen des Menschen und seinem Persönlichkeitstyp sein. Zwei Blütenessenzen können vielleicht auf breiterer Ebene mit der Art, wie man ißt, in Verbindung gebracht werden:

Impatiens für hastige Menschen, die sich in Streß bringen und sich keine Zeit lassen, ihre Nahrung richtig zu verdauen.

Chestnut Bud für Menschen, die es versäumen, aus der Erfahrung zu lernen, und daher immer wieder unklug essen und trinken.

KAPITEL 8 – DAS REIFE ALTER

Der Ruhestand

Der Ruhestand ist das Ende des längsten Lebenskapitels, aber für einige ist er auch der Anfang eines neuen Kapitels, das ebenso aufregend zu sein verspricht wie das gerade abgeschlossene. Menschen, die den Ruhestand so sehen, warten ungeduldig auf den Tag, an dem sie aufhören zu arbeiten. Sie sind voller Pläne für neue Aktivitäten und tauchen in Zeitungsberichten auf als Achtzigjährige, die ihren Dr. phil. machen, Unternehmen gründen und die Welt bereisen. Ihr einziges Problem im Ruhestand besteht darin, daß sie nicht genug Zeit für alles finden, was sie tun wollen.

Andere Männer gehen einfach in den Ruhestand und führen ihr Leben größtenteils wie zuvor, jedoch mit mehr Muße zum Nachdenken und Lesen. Dies sind ruhigere Menschen, aber auf ihre Weise sind ihre Jahre der Ruhe und des Nachdenkens ebenso wertvoll und angenehm wie die ihrer aktiveren Brüder.

Wieder andere sehen ihrem Ruhestand nicht so zuversichtlich entgegen. In einer Welt, in der so viele ihren Wert danach bestimmen, was sie tun (was in der überwiegenden Mehrzahl der Fälle bedeutet, was sie tun, um Geld zu verdienen), wird das Ende des Berufslebens oft als große Belastung empfunden. Weit davon entfernt, Freude bei dem Gedanken an den Ruhestand zu empfinden, sehen sie ihn als etwas, das es so weit wie möglich auszuschalten gilt. Wenn der Tag schließlich kommt, haben sie nicht das

Gefühl, ein neues Kapitel zu beginnen, sondern glauben eher, daß ihnen das Buch vor der Nase zugeklappt wurde. Dies schlägt sich in der Tatsache nieder, daß nur 50 Prozent aller Männer über sechzig drei Jahre nach Eintritt in den Ruhestand noch leben, und es gibt Statistiken, die zeigen, daß die Rate der versuchten und gelungenen Selbstmorde bei Männern in dieser Zeit ebenfalls steigt. Das legt den Gedanken nahe, daß viele Männer nach dem Eintritt in den Ruhestand ihren Lebenswillen verlieren.

Je nach dem, wann Ihr Ruhestand beginnt, haben Sie leicht noch zwanzig, dreißig oder mehr aktive Jahre vor sich – und Sie haben allen Grund, sich darauf zu freuen. Sie treten in eine Phase ein, die man das „dritte Alter" nennt, einen Lebensabschnitt, in dem Sie von der Notwendigkeit befreit sind, Ihren Lebensunterhalt zu verdienen, und von der Verantwortung, Kinder aufzuziehen. Es ist eine Zeit, die Sie sehr klar vom „vierten Alter" unterscheiden sollten, das im Idealfall eine sehr kurze Phase der Krankheit und des Verfalls vor dem Tod ist. Und ebenso, wie Sie niemals ernstlich den Versuch erwägen würden, sich in den ersten dreißig Jahren Ihres Lebens in einer feststehenden Lebensweise einzurichten, ist auch die Absicht, sich in den letzten dreißig Jahren hinter einem permanenten Trott zu verschanzen, eine schlechte Idee. Im Idealfall verläuft Ihr dritter Lebensabschnitt so aufregend, lebenssteigernd und bereichernd wie der erste (die Kindheit) oder der zweite (Beruf und Aufziehen der Kinder).

Doch selbst wenn Sie sich darauf freuen, Ihren vielleicht langweiligen Job hinter sich zu lassen, können Sie feststellen, daß der Ruhestand längst nicht so viel Spaß macht, wie Sie sich vorgestellt haben. Wenn Sie schlecht auf den Verlust eines regelmäßigen Tagesablaufs vorbereitet sind, geraten Sie leicht in die Bequemlichkeitszone zwischen dem Fernseher und einem täglichen Ausflug in den Supermarkt. Bevor Sie wissen, wie Ihnen geschieht, ist die Routine der sinnlosen Berufstätigkeit nahtlos in die Routine sinnloser Hausarbeit übergegangen. Die Tage sind ausgefüllt, und Sie haben niemals Zeit, Ihre großen Pläne auszuführen. Nichts wird jemals erreicht, und Sie vegetieren in aller Stille dem Tod entgegen.

Das sich mit dem Ruhestand verringernde Einkommen kann auch Probleme mit sich bringen. Wenn Sie nicht zu den wenigen Glücklichen gehören, die mit einem goldenen Händedruck verabschiedet werden und eine großzügige Pension erhalten, kann der Verlust der Kaufkraft es schwierig machen, mit den vorhandenen Mitteln auszukommen, ganz zu schweigen von der Finanzierung des rosenumrankten Häuschens und des Urlaubs im Ausland. Nutzloses Bedauern, nicht mehr gespart zu haben, wird Ihre Gefühle der Frustration und Verärgerung über die Entwicklung der Dinge verstärken.

Die Antwort auf all diese Probleme liegt in den Jahren vor dem Ruhestand. Ein erfolgreicher Ruhestand ist wie eine erfolgreiche Karriere, er will gut geplant sein. Überlegen Sie also genau, was Sie tun werden, wenn Sie in den Ruhestand treten.

Zum Beispiel könnte es Ihr großer Traum sein, im Ruhestand Ihre Ausbildung zu vollenden. Im Augenblick haben Sie nichts weiter als eine vage Ambition, daher sollten Sie die Dinge als erstes ein wenig eingrenzen. Welches Fach wollen Sie studieren? Möchten Sie zum Abschluß einen akademischen Grad erwerben oder sind Sie an dem Fach an sich interessiert? Liegt eine weitere Ambition hinter der ersten?

Nehmen wir einmal an, Sie beschließen, einen akademischen Grad in Geschichtsforschung zu erwerben, um später die Geschichte Ihrer Stadt zu schreiben. Besorgen Sie sich also zunächst die Verzeichnisse der Universität Ihrer Wahl und stellen Sie fest, ob sie die von Ihnen gewünschten Vorlesungen anbietet. Machen Sie ausfindig, was Sie tun müssen, um aufgenommen zu werden. Tun Sie all das rechtzeitig, so daß Sie vor Beginn Ihres Ruhestandes wissen, wann Ihr neues Leben als Student beginnt. Halten Sie schließlich einen Reserveplan bereit, für den Fall, daß das, was Sie sich vorgenommen haben, nicht gleich klappt.

Wenn Sie Ihren Ruhestand planen, solange Sie noch arbeiten, verschaffen Sie sich einen doppelten Vorteil. Erstens bringen Sie die Situation unter Kontrolle und geben sich selbst einen Grund, dem Leben jenseits der Berufstätigkeit mit freudiger Erwartung entgegenzusehen. Zweitens sorgen Sie dafür, daß sich Ihre Träume von einem erfüllten Lebensabend mit größerer Wahrscheinlichkeit erfüllen.

Wenn der Ruhestand naht, ist *Walnut* wahrscheinlich die erste in Betracht zu ziehende Blütenessenz. Sie löst Bindungen und ist besonders nützlich für diejenigen, die feststellen, daß ihre alten Gewohnheiten sie daran hindern, einen erfolgreichen Übergang in ihren neuen Lebensabschnitt zu machen. Der fähige Mann, der sich überwältigt fühlt von dem Gedanken, in den Ruhestand treten zu müssen, und deshalb kaum noch in der Lage ist, irgend etwas zu schaffen, ist wahrscheinlich ein *Elm*-Typ. Der *Oak*-Mann dagegen könnte einfach seinen täglichen Trott fortsetzen und den Gedanken an den Ruhestand so erfolgreich beiseiteschieben, daß er ihn schließlich wie ein Blitz aus heiterem Himmel trifft und ganz plötzlich untätig macht. Aus einem ganz anderen Grund können Menschen des *Vine*-Typs Schwierigkeiten haben, sich dem Ruhestand anzupassen. Da sie es gewohnt sind, die Führung zu übernehmen und anderen Menschen zu sagen, was zu tun ist, werden sie versuchen, dies alles verstärkt auf ihr Familienleben zu übertragen. Das kann zu einer Belastung für alle Betroffenen werden.

Eine weitere Gefahr besteht darin, in Trivialität zu verfallen. Es ist nur allzu leicht, seine Tage mit stumpfsinnigen Aktivitäten zu füllen und niemals etwas wirklich Aufregendes oder Interessantes zu tun. *Heather*-Menschen können so werden, wenn sie zu sehr in ihren kleinen Problemen mit Gesundheit, Geld und anderen Trivialitäten aufgehen. *Crab Apple*-Männer neigen besonders dazu, sich in zwanghaften Ritualen zu verstricken, die sie um unwichtige Aktivitäten wie den Abwasch oder den täglichen Einkauf herum bilden. Wenn dies sie effektiv daran hindert, mehr aus ihrem Leben zu machen, kann die Blütenessenz ihnen helfen, all diese unbedeutenden Anliegen fortzuspülen und ihnen eine echte Perspektive von sich und ihren wirklichen Wünschen zu geben. *Wild Rose*-Menschen können sich ebenfalls in Trivialität verfangen, obwohl der Grund dafür in ihrem Fall Apathie heißt. *Hornbeam* kann verabreicht werden, wenn die lustlosen Gefühle beim Gedanken an die Handlung auftauchen, aber wieder vergehen, sobald man aktiv geworden ist.

Wenn der Ruhestand unmittelbar bevorsteht, können Angstgefühle auftauchen. Ängste, die eine benennbare Ursache haben, werden mit *Mimulus* behandelt. Dies gilt zum Beispiel für die Angst vor Einsamkeit, davor, nicht genug Geld zu haben oder sich zu langweilen. Für Menschen, die den nahenden Ruhestand mit einem drohenden Verhängnis verbinden und vielleicht mit einer übertriebenen Angst vor Krankheit oder sogar Tod, wäre *Aspen* geeigneter. *Red Chestnut* hilft, wenn die Angst daher kommt, daß man nicht weiß, wie die Familie darauf reagieren wird, daß bald weniger Geld ins Haus kommt.

Weitere Blütenessenzen, die man ab und zu gut gebrauchen kann, sind:

Honeysuckle, wenn Nostalgie und Gedanken an die Vergangenheit jede Freude an der Gegenwart stören.

Willow gegen Groll und Selbstmitleid.

Clematis, wenn Tagträume über die Zukunft Taten verhindern, die jetzt nötig wären, um diese Träume wahr werden zu lassen.

Larch gegen den Mangel an Selbstvertrauen, der jemanden daran hindert, etwas Neues zu versuchen.

Cerato für unsichere Menschen, die sich und ihre Entscheidungen ständig von anderen bestätigen lassen müssen.

Holly gegen Neid auf jüngere Leute, die mitten im Berufsleben stehen.

Alt werden

Ältere Männer haben durchschnittlich weniger Falten und sehen daher jünger aus als Frauen im selben Alter, aber dieser Vorteil wird durch eine Menge Nachteile mehr als aufgewogen. Wenn Männer älter werden, bekommen sie weitaus eher als Frauen eine Glatze. Sie leiden häufiger an einer ganzen Reihe von Viruskrankheiten, von Erkältungen und Grippe bis hin zu Lungenentzündung. Auf jeden hundertjährigen Mann kommen vier hundertjährige Frauen. Und dann gibt es natürlich noch all die mit dem Alter verbundenen Beschwerden, die sie mit Frauen gemeinsam haben, wie Verschlechterung der Fähigkeit des Sehens und Hörens, Verlust der Hautgeschmeidigkeit, schlechter Kreislauf, weniger Widerstandsfähigkeit gegen Erkältungen und so weiter.

Obwohl die Liste dieser Beschwerden lang ist, verursacht das Alter selbst erst ab etwa 85 bis 90 Jahren wirkliche gesundheitliche Probleme. Die Beschwerden, die ab sechzig auftreten, unterscheiden sich in nichts von denen, die

Menschen in ihren Zwanzigern heimsuchen. Sie werden in der Regel durch mangelnde Fitneß und Umweltfaktoren verursacht und sind vermeidbar und heilbar.

Alt zu sein, bedeutet also nicht, krank und gebrechlich zu sein. Mit anderen Worten, die Energie kann sich in jedem Alter erneuern. Und dies trifft auf geistige und körperliche Energie zu. Das alte Sprichwort, daß man einem alten Hund keine neuen Tricks beibringen kann, stimmt nicht. Ein älterer Mann benötigt eventuell etwas mehr Zeit, um einen bestimmten Standard zu erreichen, wenn er von derselben Grundlage völliger Unwissenheit ausgeht wie ein junger Mann, aber er geht selten von derselben Grundlage aus, denn da er älter ist, hat er einen Vorsprung an Weisheit und Erfahrung. Er wird imstande sein, die Gesetzmäßigkeit, die er bereits kennt, auf jede neue Situation anzuwenden, so daß er schneller zu der Lösung eines Problems kommt. Es werden nicht immer dieselben Lösungen sein, die ein junger Mann gefunden hätte, aber sie sind wahrscheinlich ebenso richtig.

Dieses Bild eines intelligenten, lebendigen und aktiven Mannes im dritten Alter steht in starkem Kontrast zu der allgemeinen Vorstellung, daß alte Leute am Hungertuch nagen, krank, gebrechlich und begriffsstutzig sind und sich nicht anpassen können. Die Tragödie ist, daß nicht nur jüngere Leute ältere Menschen auf diese Weise sehen, sondern daß ältere Menschen selbst das Klischee zu akzeptieren scheinen und die Eigenschaften übernehmen, die die Gesellschaft in ihnen zu sehen erwartet. Dies erklärt zum Teil, warum sich energiegeladene, einfallsreiche Menschen im Alter von 64 Jahren und elf Monaten fast über Nacht in mürrische Pensionäre verwandeln. Das ist ein trauriger Prozeß, der natürlich vermeidbar ist.

Wenn Sie vermeiden wollen, vorzeitig alt zu werden, müssen Sie aktiv bleiben. Machen Sie vier- oder fünfmal in der Woche leichte Körperübungen von je 20 bis 30 Minuten Dauer. Zu diesem Zweck ist ein zügiger Spaziergang gut geeignet. Schwimmen wird besonders für ältere Leute empfohlen, weil man sich dabei nicht so leicht eine Muskelzerrung zuziehen kann. Sie sollten natürlich Ihren Arzt konsultieren, wenn Sie an einer Krankheit leiden, die Körperübungen nicht ratsam macht, oder wenn sie Ihnen ungewohnt sind. Sie sind auch gut beraten, eine Aktivität aufzunehmen, die Ihnen nicht mehr schadet als nützt. Sportarten, die viel Aktivität oder stürmischen Kontakt mit sich bringen, sollte man eher meiden. Dies bezieht Teamspiele wie Fußball ein, aber auch Squash, Gewichtheben und ähnliches.

Sex ist eine physische Aktivität, die man am besten nicht vermeiden sollte. Trotz allem, was die Gesellschaft größtenteils zu denken scheint, läßt die männliche Libido nicht unvermeidlich mit dem Alter nach, und Studien haben gezeigt, daß etwa 70 Prozent der Männer über 65 Jahre sexuell aktiv sind. Und selbst wenn Sie ein Problem haben, ist dessen Ursache eher geistig als physisch, weil die Angst, die Libido zu verlieren, an sich die Leistung hemmt. Die physischen Veränderungen, die mit dem Alter eintreten, wie der allmählich geringer werdende Errektionswinkel und gelegentliche Anfälle von Impotenz, sind meist unbedeutend oder vorübergehend oder beides.

Was einem guten Liebesleben oft im Wege steht, ist die allgemeine Auffassung, daß Sex zwischen älteren Menschen etwas Ungebührliches hat. Es ist, als sollte es nur jungen Leuten erlaubt sein, ihre Gefühle zueinander auf diese Weise auszudrücken. Wie unsinnig diese Einstellung auch sein mag, sie kann die unschuldigen Liebenden dazu bringen, Schuldgefühle oder Scham zu empfinden. Gegen ersteres kann *Pine* eine Hilfe sein, gegen letzteres *Crab Apple*.

Wie wir bereits angedeutet haben, ist geistige Aufmerksamkeit sogar noch wichtiger als physische Aktivität. Menschen, die sich ein reges Interesse am Leben und an ihrer Umwelt bewahren, werden sehr viel eher geistig und emotional frisch bleiben. Sie leben voraussichtlich auch länger. Dies mag erklären, warum so viele Politiker, Musiker, Schriftsteller und Künstler sehr lange leben. Sie neigen dazu, ihre Interessen bis ins hohe Alter zu pflegen.

Geistig aktiv können Sie auch sein, indem Sie sich an so passiven Tätigkeiten wie Lesen und Fernsehen erfreuen. Wenn Sie zum Beispiel gern lesen, können Sie sich einem Literaturkreis anschließen, in dem sich gleichgesinnte Menschen treffen, um gemeinsam interessante Bücher zu lesen und darüber zu diskutieren, was das Gelesene in ihnen auslöst. Vielleich sind Sie sogar aufgefordert, selbst eine Kurzgeschichte zu schreiben.

Wenn Sie sich keiner Klasse anschließen wollen, können Sie sich selbst in dieser Weise mit Literatur beschäftigen, indem Sie zum Beispiel die Handlungsorte, Charaktere und Themen Ihrer Lieblingsschriftsteller erforschen. Schon der Versuch, über zwei oder drei Absätze eines Buches, das Sie lesen, Tagebuch zu führen, kann Sie aufmerksam und interessiert halten. Wenn Sie fernsehen, sollten Sie Ihre Lieblingsprogramme mit anderen Leuten diskutieren. Sie könnten sich über die Serien informieren, die Ihnen gefallen, oder Programme anschauen, die Sie normalerweise nicht sehen würden, um mit anderen darüber reden zu können.

Das ist besonders wichtig für Männer, die wahrscheinlich mehr als Frauen Gefahr laufen, geistig zu altern. Sie sind gewohnt, das Leben vom Standpunkt des Kampfes, der Konkurrenz und des Erfolges aus zu sehen. Gleichzeitig mit dem Ausscheiden aus der Berufstätigkeit ziehen sie sich auch aus der großen Arena zurück, in der diese männlichen Spiele ausgetragen werden, und der Unterschied ist gewaltig. Bei Frauen, die den eher traditionellen Weg der Hausfrau und Mutter, die vielleicht nebenher noch arbeitet, gegangen sind, ist der Eintritt in die dritte Lebensphase sehr viel weniger dramatisch. Ihre Verpflichtung Kindern und Enkeln gegenüber, besteht nach wie vor, und Freundschaften unter Frauen sind in der Regel nicht auf die Berufstätigkeit beschränkt und bestehen weiter, wenn der Ruhestand begonnen hat. Das ändert sich höchstwahrscheinlich bald dahingehend, daß Frauen dasselbe Los beschieden ist wie Männern, ganz einfach deshalb, weil immer mehr von ihnen auf die gleiche Art und Weise in ihrem Beruf aufgehen.

Viele Menschen merken gar nicht, daß sie alt werden, und bekommen den ersten Hinweis nicht von einem Blick in den Spiegel, sondern indem sie die Veränderungen bei ihren Altersgenossen sehen. Es kann sehr schmerzhaft sein, sich innerlich so jung wie immer zu fühlen und doch feststellen zu müssen, daß man plötzlich anders behandelt wird. Dies führt oft zu einem Mangel an Selbstvertrauen, der sich in einer übertriebenen Angst vor Verbrechen widerspiegelt, die viele alte Menschen haben, eine Angst, die sich immer wieder als unbegründet erwiesen hat, weil nach der Statistik Männer über sechzig viel weniger wahrscheinlich angegriffen werden als Männer um die Zwanzig. Depression ist eine weitere häufige Reaktion, denn angesichts seiner nachlassenden körperlichen Fähigkeiten hat der Mensch das Gefühl, daß ihm nichts geblieben ist, wofür sich zu leben lohnt.

Bei Angst, Depression und anderen emotionalen Zuständen, die mit dieser Zeit in Verbindung stehen, können die Bachblütenessenzen eine Hilfe sein, und wie Sie aus der folgenden Liste ersehen, können sie auch helfen, Sie seelisch und geistig beweglich und offen für die gegenwärtigen Möglichkeiten zu halten.

Versuchen Sie *Mimulus*, wenn Sie unter benennbaren Ängsten, wie Angst vor Gewalt, Impotenz oder dem Altern, leiden.

Mustard kann helfen, wenn eine Depression Sie aus dem Nichts zu überfallen scheint, obwohl Ihr Verstand Ihnen sagt, daß Ihr Leben gut ist und die Dinge erfreulich verlaufen.

Honeysuckle kann Nostalgie, Sentimentalität und Bedauern entgegenwirken und Sie daran erinnern, daß das Alter auch seine Freuden hat.

Versuchen Sie *Rock Water* bei geistiger Starrheit und dem Unwillen, auf neue Ideen zu hören.

Chicory wirkt selbstsüchtigen, fordernden Einstellungen entgegen und hilft, wenn Sie sich ohne triftigen Grund vernachlässigt oder gekränkt fühlen.

Willow hilft gegen Verärgerung und Bitterkeit über den Verlust der Jugend.

Versuchen Sie *Larch*, wenn es Ihnen an Selbstvertrauen mangelt.

Impatiens hilft gegen die Frustration, die sich einstellt, wenn Sie merken, daß Sie körperlich nicht mehr in der Lage sind, alles zu tun, was Sie gern tun möchten.

Versuchen Sie *Beech* bei Intoleranz gegenüber jüngeren Menschen und ihrer Einstellung zum Leben.

Gentian hilft, Entmutigung zu überwinden.

Heather kann nützlich sein, wenn Sie sich in egozentrischer Kleinlichkeit über Ihre Probleme auslassen und nicht in der Lage sind, sie im richtigen Verhältnis zu sehen.

Wild Rose wirkt der Resignation entgegen, die Sie daran hindert, Initiativen zur Verbesserung Ihrer Lebensqualität zu ergreifen.

Konfrontation mit dem Tod

Letztendlich führt Alter zum Tod. Dies ist so natürlich und unvermeidlich wie geboren zu werden, und in vielen sogenannten primitiven Kulturen werden beide Ereignisse als unmittelbar zusammenhängend in einer Weise akzeptiert, wie es nur wenige westliche Menschen fertigbringen. Wir schrecken eher vor der Wirklichkeit zurück und sprechen beschönigend von „entschlafen" und „verscheiden". Wir meiden den trauernden Partner eines Verstorbenen und sein Bedürfnis, über das zu sprechen, was geschehen ist und was er fühlt. Zwischen Verlegenheit und Unbehagen schaffen wir es dann meist, unsere eigene Sterblichkeit zu ignorieren.

Bei all unserer Scheu angesichts des Todes gehört der Verlust eines lieben Menschen zu den belastendsten Ereignissen in unserem Leben. Hier die häufigsten Symptome eines schmerzlichen Verlustes und die entsprechenden Blütenessenzen:

Schock – *Star of Bethlehem*
Gedanken des Hasses oder der Rache – *Holly*
Groll und Verbitterung – *Willow*
Rückzug in die Erinnerung – *Honeysuckle*
Unfähigkeit, Entscheidungen zu treffen – *Scleranthus*
Überwältigung durch Verantwortung – *Elm*
Angst, verrückt zu werden – *Cherry Plum*
Verzweiflung – *Gorse*
Qual und äußerste Verzweiflung – *Sweet Chestnut*

Menschen reagieren niemals individueller, als wenn sie sich mit dem Tod eines geliebten Menschen auseinandersetzen, und manchmal scheinen die Reaktionen völlig unpassend. Der eine ist vielleicht erleichtert, daß eine lange Leidenszeit vorbei ist, während ein anderer fast ganz unberührt scheint. Manche Männer fühlen sich irgendwie schuldig, wenn ihre Reaktionen nicht stark sind oder wenn das, was sie tun, denken oder sagen, nicht den Erwartungen entspricht, die andere an sie stellen. *Pine* ist die Blütenessenz, um diese Schuldgefühle fortzuspülen. Wie immer der Hinterbliebene auf den schmerzlichen Verlust reagiert, andere können ihm am besten dadurch helfen, daß sie mitfühlend und ohne zu werten zuhören, was er zu sagen hat.

Der Tod eines geliebten Menschen ist schmerzlich, aber danach geht das Leben weiter. Der eigene Tod hingegen bedeutet nicht nur eine Trennung von Menschen und Dingen, sondern auch eine Trennung vom eigenen Körper, vom Leben und für manche sogar eine Trennung von sich selbst in dem Moment, in dem das Bewußtsein den Körper verläßt. Es ist daher kein Wunder, daß so viele Menschen Angst vor dem Tod haben und alles tun, um den Gedanken daran zu vermeiden.

Andere haben vielleicht weniger Angst vor dem Tod als vor dem Sterbeprozeß. Diese Art von Angst kann man mit Abneigung gegen Krankheit und Schmerz in Verbindung bringen. Sowohl der Angst vor dem Tod als auch der vor dem Sterbeprozeß kann man mit *Mimulus* entgegenwirken. Wenn die Angst jedoch unsinnig ist, weil es zum Beispiel keinen Grund gibt, einen unmittelbaren Tod zu befürchten, oder wenn man sich in krankhafter Weise auf den Tod konzentriert oder wenn die Angst vor dem Unbekannten das Problem verursacht hat, ist *Aspen* besser geeignet.

Reine Panik, die normalerweise in Verbindung mit der wirklichen Gefahr des bevorstehenden Todes steht, würde *Rock Rose* erfordern, während die altruistische Angst, die darauf beruht, was mit anderen geschehen mag, wenn man tot ist, am besten mit *Red Chestnut* zu beruhigen ist.

Auch Wut ist eine häufige Reaktion auf den Gedanken an den Tod, obwohl sie anders als Angst nicht immer negativ zu sehen ist. Im besten Fall kann sie zu der wilden Entschlossenheit führen, gesund zu werden, oder zu dem Entschluß, dem Tod zu trotzen, indem man anderen Menschen in der gleichen Lage hilft. Wenn die Wut jedoch auf Haß und Neid beruht, zerfressen diese Gefühle die Kraft eines Menschen, statt ihm zu helfen. Unter diesen Umständen wäre *Holly* die zu wählende Blütenessenz.

Die im Angesicht des eigenen Todes oder des Todes eines geliebten Menschen aufkommenden Gefühle sind natürlich individuell sehr verschieden, und die Bachblüten müssen dementsprechend ausgesucht werden. Die Blütenessenzen sind ebensowenig wie jede andere Behandlung in der Lage, den Tod hinauszuzögern, wenn dessen Zeit gekommen ist, aber sie machen es Ihnen möglich, bis zum Ende Sie selbst zu sein, so wie Dr. Bach bis zum Ende seines Lebens er selbst war. Der folgende Bericht über seinen Tod ist vielleicht ein passender Schluß für dieses Buch.

„Seine bewunderungswürdige seelische Vitalität, die Fähigkeit, seine Leiden leichtzunehmen, sein unverwüstlicher Humor und Lebenswille bestärkten in seinen Freunden die Hoffnung, er werde bald zu neuen Kräften gelangen, aber statt dessen wurde er immer schwächer. Während dieser Wochen durchlebte er noch einmal eine kurze Phase der Erholung, sein Appetit und seine Kraft nahmen wieder zu, aber diese Zustandsbesserung hielt nicht lange an, und am Abend des 27. November 1936 verstarb er im Schlaf.

Ihm waren nur relativ wenige Lebensjahre zugemessen, aber während dieser fünfzig Jahre arbeitete er unaufhörlich nur für die Verwirklichung des einen Zieles: kranke

Menschen mit einfachen und natürlichen Mitteln gesund zu machen. Als er dann alles vollendet hatte, was ihm auf dieser Erde zu tun möglich war, gab er seinen irdischen Leib gerne dahin, um seine Aufgabe auf einer anderen Daseinsebene fortzuführen.

Er war zuversichtlich, daß jene, die ihn im Leben begleitet hatten, auch nach seinem Tode damit fortfahren würden, die Botschaft von der heilenden Kraft der Pflanzen in seinem Sinne weiterzuverbreiten."

Nora Weeks:
Edward Bach, Entdecker der Blütentherapie, Seite 128

LITERATUR

Die folgende Liste enthält eine Auswahl von Büchern zum Thema Bachblüten. Sie erhebt nicht den Anspruch auf Vollständigkeit.

Bach, Dr. Edward: *Die nachgelassenen Originalschriften* (Hg. Howard, Judy und Ramsell, John), Hugendubel, München 1991

Bach, Dr. Edward: *Blumen, die durch die Seele heilen*, Hugendubel, München 1978

Bach, Dr. Edward: *Blüten, die heilen*, Heyne, München 1990

Bach, Dr. Edward: *Die heilende Natur*, Heyne, München 1990

Bach, Dr. E./ Petersen, Jens-Erik: *Heile dich selbst mit den Bachblüten*, Knaur, München 1988

Blome, Dr. Götz: *Mit Blumen heilen*, Bauer, Freiburg 1985

Blome, Dr. Götz: *Das neue Bach-Blüten-Buch*, Bauer, Freiburg 1993

Chancellor, Philipp M.: *Handbuch der Bach-Blüten*, Aquamarin, Grafing 1988

Coleman, Dr. Vernon: *Stress & Relaxion. 100 Strategien für mehr Gelassenheit*, Mosaik, München 1993

Dainow, Sheila: *Trouble mit Teenies. Ein Ratgeber für Eltern*, Kösel, München, 3. Aufl. 1994

Evans, Jane: *Einführende Gedanken in die Heilweise der Bach-Blüten*, Sonnentau, München o.J.

Howard, Judy: *Bachblüten für Frauen*, Aurum, Braunschweig, 4. Aufl. 1996

Howard, Judy: *Bachblüten für Kinder und Jugendliche*, Aurum, Braunschweig, 2. Aufl. 1997
Howard, Judy/Ramsell, John: *Die Bach-Blüten – Fragen und Antworten*, Hugendubel, München, 2. Aufl. 1992
Jones, TW: *Kleines Bach-Blüten-Lexikon*, Sonnentau, München 1990
Müller, Beatrice C./Köpfer, Siegfried: *Blütenbilder – Seelenbilder*, Aurum Braunschweig, 8. Aufl. 1997
Scheffer, Mechthild: *Bach-Blütentherapie*, Hugendubel, München 1981
Scheffer, Mechthild: *Erfahrungen mit der Bach-Blütentherapie*, Hugendubel, München 1984
Scheffer, Mechthild: *Selbsthilfe durch Bach-Blütentherapie*, Heyne, München 1988
Scheffer, Mechthild: *Lehrbuch der Original Bach-Blütentherapie*, Jungjohann, Neckarsulm 1990
Scheffer, Mechthild: *Die praktische Anwendung der Original Bach-Blütentherapie in Fragen und Antworten*, Goldmann, München 1993
Scheffer, Mechthild/Storl Wolf D.: *Die Seelenpflanzen des Edward Bach*, Hugendubel, München, 2. Aufl. 1992
Vlamis, Gregory: *Die heilenden Energien der Bach-Blüten*, Aquamarin, Grafing 1987
Weeks, Nora: *Edward Bach, Entdecker der Blütentherapie*, Hugendubel, München 1988
Weeks, Nora/Bullen, Victor: *38 Bach Original Blütenkonzentrate*, Jungjohann, Neckarsulm 1991

NÜTZLICHE ADRESSEN

The Dr. Edward Bach Centre
Mount Vernon
Sotwell, Wallingford
Oxon OX10 OPZ
England

Institut für
Bach-Blütentherapie,
Forschung und Lehre,
Mechthild Scheffer

Deutschland:
Dr. Edward Bach Centre,
German Office
Eppendorfer Landstraße 32
20249 Hamburg
Tel. 040/46 10 41
Fax 040/47 02 61

Österreich:
Dr. Edward Bach Centre,
Austrian Office
Seidengasse 32
A-1070 Wien
Tel. 01/5 26 56 51
Fax 01/5 26 56 52

Schweiz:
Dr. Edward Bach Centre,
Swiss Office
Mainaustraße 15
CH-8034 Zürich 8
Tel. 01/3 82 33 11
Fax 01/3 82 33 19